生育力保护与生殖储备·科普篇

生育失败怎么办

主　编　乔　杰　李　蓉

副主编　杨　硕　杨　蕊　张曜耀

编　者（按姓名汉语拼音排序）

陈新娜　迟洪滨　范燕宏　韩　晶　李红真

李　嘉　李　蓉　刘娜娜　刘　平　马彩虹

庞天舒　乔　杰　任　昀　宋　颖　王海燕

王丽娜　王　颖　徐仰英　杨　蕊　杨　硕

张佳佳　甄秀梅

绘　图　裴　萍　李一凡

北京大学医学出版社

图书在版编目（CIP）数据

生育失败怎么办 / 乔杰 , 李蓉主编 . -- 北京：北京大学医学出版社 , 2017.12

（生育力保护与生殖储备·科普篇）

ISBN 978-7-5659-1733-2

Ⅰ .①生… Ⅱ .①乔… ②李… Ⅲ .①不孕症－治疗－普及读物②男性不育－治疗－普及读物 Ⅳ .① R711.6-49

中国版本图书馆 CIP 数据核字 (2017) 第 302133 号

生育失败怎么办

主　　编：乔　杰　李　蓉

出版发行：北京大学医学出版社

地　　址：（100191）北京市海淀区学院路 38 号　北京大学医学部院内

电　　话：发行部 010-82802230；图书邮购 010-82802495

网　　址：http ://www.pumpress.com.cn

E － mail：booksale@bjmu.edu.cn

印　　刷：北京强华印刷厂

经　　销：新华书店

责任编辑：张凌凌　　责任校对：金彤文　　责任印制：李　啸

开　　本：880 mm×1230 mm　1/32　印张：7.125　字数：139 千字

版　　次：2017 年 12 月第 1 版　2017 年 12 月第 1 次印刷　印数：1-5000 册

书　　号：ISBN 978-7-5659-1733-2

定　　价：28.00 元

前　言

1994年，联合国在埃及开罗召开了国际人口与发展大会，会上通过的《国际人口与发展大会行动纲领》中正式提出了生殖健康的概念。生殖健康是指于生殖系统及其功能和过程所涉一切事宜，包括身体、精神和社会等方面的健康状态，而不仅仅指没有疾病或不虚弱。这个定义是从人类幸福的全方位角度出发，不仅指医疗问题，还包括人类生殖领域的精神和社会问题，其目的是为了提高人们的生活、生命质量。随着社会发展，生殖健康的概念越来越深入人心。"健康中国2030"规划已将"人人享有生殖健康"列为重要决策部署。

随着生活节奏加快、生活理念改变，晚婚晚育已经成为一种社会趋势。高龄女性卵细胞数量减少、质量下降，会影响生育力。一些特殊工作的从业人员接触放射性物质及有毒物质，也可能影响生育力。另外，随着恶性肿瘤治疗水平的提高，治疗后生存时间延长，肿瘤患者对生育的需求增加。哪些因素会影响生育，如何能更有效地选择生育时机，是众多育龄男女关心的问题。生育力保存的概念也逐渐出现在公众视野中，并且越来越受到关注。

近年来生殖医学在基础科学研究与技术更新方面取得了长足进步，辅助生殖技术快速发展，给人类生育力保存和生殖功能调控带来很多新的方法，为众多存在生殖健康问题的夫妇提供了新的解决途径。

在此大背景下，我们于 2013 年编写了"十二五"国家重点图书——"生育力保护与生殖储备"系列丛书，受到了专业人士以及部分跨学科领域专家的肯定与好评。在这套专业图书的基础上，北京大学第三医院生殖医学中心的医生们根据多年来对公众及患者进行的科普实践编写了本套科普读物，对生殖基础知识进行深入浅出的讲解，并对一些常见问题进行了汇总和解答。

本套丛书从科普的角度介绍了生殖健康的相关内容，包括《女性生殖那些事》《生育失败怎么办》和《如何保存生育力》三个分册，用浅显、生动的语言向读者展示了相关的专业知识，争取使非医学、非妇产科专业的读者能够领略其中的精髓，对他们的日常生殖健康能起到促进作用，在需要就医时避免慌乱、无头绪。

相信这套科普读物可以为读者提供相关的专业指导，使其对生殖健康自我管理以及就医后医护人员的诊治都能有更好的理解，也为该学科进一步的发展和普及奠定更好的基础。

2017 年 10 月于北京

目　录

第三篇　辅助生殖技术治疗过程中的常见问题

第四篇　治疗失败怎么办

第一篇

女 性 篇

什么是不孕症

不孕症的定义

许多夫妻在备孕的时候都希望尽快成功怀孕，有的时候甚至2～3个月没能怀孕就开始着急了，觉得自己是不是得了不孕症了。但其实目前国际上对不孕症通用的定义为，夫妇双方不使用任何避孕方法、有正常的性生活1年以上未能受孕成功。以前从来没有受孕过的夫妇称为"原发性不孕"，以前怀孕过或生过孩子的称为"继发性不孕"。

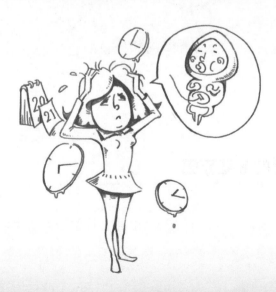

　　由以上的定义我们可以看出，所谓不孕症，只是在一定的时间内未能成功怀孕，而并不一定是丧失了怀孕的能力。其实即使有正常生育功能的夫妇，每个月经周期的怀孕概率也只有 20%～35%。因此，备孕期间的夫妻千万不要着急，放松心情准备迎接小宝宝！不过，如果1年以上还没有怀孕，还是建议及时到医院就诊。

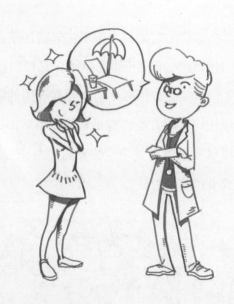

不孕症的常见原因

　　传统观念中，一对夫妻不怀孕，往往会被认为是妻子的问题，但其实不是这样的。在各种不孕症的原因中，女方因素占 40%～45%，男方因素占 25%～40%，夫妇双方因素占20%，免疫因素和不明原因的不孕约占 10%。

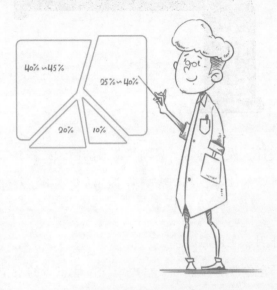

其中，女方不孕的原因主要有以下几种。

1.卵巢功能障碍　卵巢是卵母细胞产生的地方，卵巢功能异常常会导致不孕症，例如排卵障碍和黄体功能不全。

2.输卵管因素　输卵管是运输卵母细胞与精子的重要通道，也是卵母细胞和精子"会合"的场所，各种导致输卵管阻塞或影响输卵管运输、捡拾卵母细胞功能的疾病，均可能导致不孕，例如输卵管炎症、输卵管积水等。

3.子宫因素　子宫是胚胎发育成长的地方，子宫发育不良、子宫畸形、子宫内膜的炎症均可导致不孕。

4.宫颈因素　子宫颈管是精子进入子宫的必经之路，子

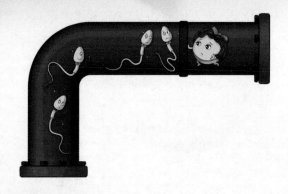

宫颈的炎症、发育异常、息肉等造成的宫颈结构异常以及宫颈黏液性状的改变，都会影响精子的活动、上游与储存，导致不孕。

5. 外阴、阴道原因。

6. 子宫内膜异位症 子宫内膜异位症患者的不孕率高达40%，异位病灶可导致子宫、输卵管、卵巢的粘连，引起不孕。

男方不育的原因主要是精子发生障碍与精子运输障碍。

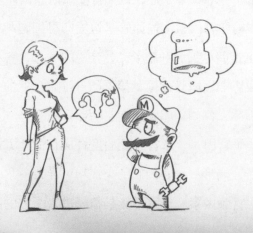

不孕症的诊治流程

什么时候该寻求医生帮助

前文我们已经提到，目前国际上通用的定义为，夫妇双方不使用任何避孕方法、有正常性生活 1 年以上未能受孕成功的，诊断为不孕症。因此，试孕的夫妻并不要急于在几个月内就成功怀孕，过度紧张焦虑的心情反而会对怀孕造成

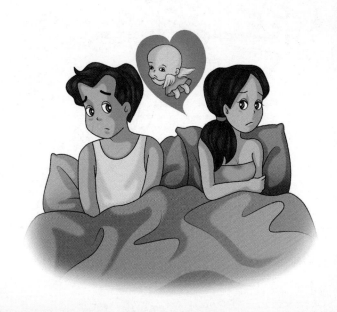

不良影响。但如果试孕 1 年还没能成功，那么就应该尽快到有不孕症诊治能力的医院进行必要的检查和治疗。我们都知道，年龄是影响女性生育力的重要因素之一，因此对于年龄大于 35 岁的女性，如果试孕半年未能怀孕，建议到医院寻求帮助。

需要注意的是，怀孕需要夫妻两个人共同完成，所以在就医的时候，不要只有妻子一个人去医院，而应该夫妻双方同时去就诊。

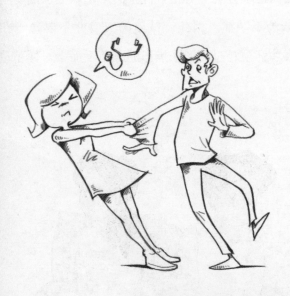

在医院里，又是怎样的检查诊治流程呢？在这个过程中又可能会碰上哪些常见问题呢？下面我们将简单介绍一下不孕不育的基本检查流程。

需要进行哪些检查

　　首先需要强调的是，一定要夫妇双方同时来就诊。妻子和丈夫需要分别在妇科和男科医生处就诊，详细了解双方的相关情况，包括结婚的年龄、时间，是否为初婚，性生活是否正常、规律，避孕措施以及解除避孕后多久没有怀孕，有没有在其他医院进行过检查或者治疗，以及检查结果或治疗情况如何。妻子以前是不是怀过孕、做过流产或者有过宫外孕等情况，是不是生过孩子，有没有相关的异常情况以及恢

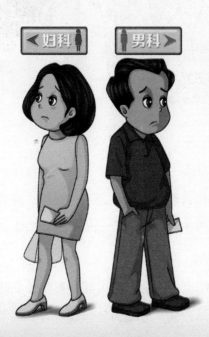

复情况等，再有就是以前有没有做过手术，而且不只是妇产科方面的手术，对生育力或者怀孕有没有影响要由医生来判断。还需要关注怀孕的对象是不是现任丈夫，出于对患者隐私的保护，这些病历资料会妥善保管，不会外流，因此一定要将真实情况如实告诉医生。

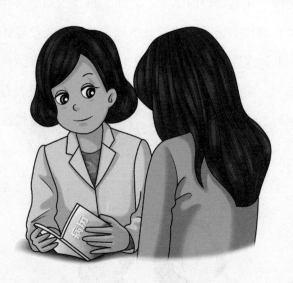

另外一项重要的信息就是妻子的月经情况，包括第一次来月经的年龄，月经周期以及是不是规律，月经期的持续时间、月经量、是不是痛经等，如果月经周期有变化，还需要了解变化的情况、时间等。

另外，还需要明确有没有可能会影响怀孕的疾病，例如甲状腺疾病、结核病、心脑血管病、肝肾疾病等，或者其他

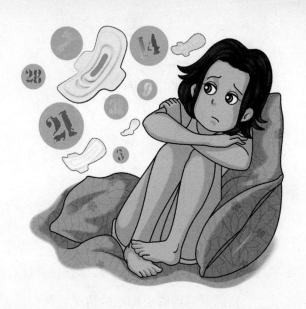

一些可能的遗传家族性疾病，都需要如实告诉大夫，千万不能忽视，否则可能导致难以挽回的影响。

除此之外，还有一些容易被忽视但对生育可能有很大影响的因素，例如夫妻双方工作、生活是否接触有毒有害物质，个人生活中是否有不良嗜好，例如吸烟、酗酒、吸毒等。通过对既往情况的详细了解，有助于医生对不孕的情况做出初步判断，根据情况选择适当的检查和治疗，避免浪费时间和财力。

在初步了解夫妻双方的一般情况后，接下来就需要分别由妇科及男科医生进行全面的身体检查，主要包括血压、心率、身高、体重、毛发分布、身体发育情况。女方还要了解

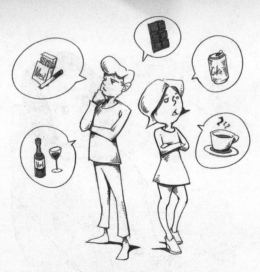

乳房的发育，挤压乳头有无乳汁分泌等，通过妇科检查了解阴道、宫颈、子宫以及输卵管、卵巢的情况，例如是否有宫颈疾病、阴道炎症、盆腔炎症、附件区肿物等。男方则需要了解阴茎及睾丸、附睾等情况。

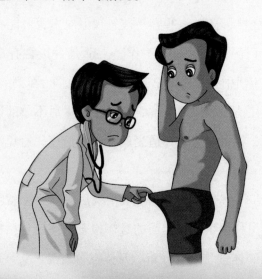

通过病史的采集以及身体检查，此时医生对双方的情况已经有了初步了解，但想全面了解夫妻双方的情况，还需要有针对性地选择相应的化验、检查。怀孕需要夫妻双方共同努力，因此在检查的时候也需要夫妻双方共同配合。怀孕主要涉及精子、卵母细胞以及对其进行运输、孕育的器官，即女方的输卵管、卵巢、子宫，男方的睾丸、附睾、阴茎。女方的生殖器官位于盆腔内，相应的化验和检查大多是需要手

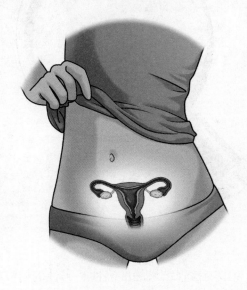

术操作的有创检查。而男方最重要的是检查精液情况，简便易行。因此，在检查时，首先需要进行男方精液检查，根据结果再选择女方的相关化验和检查。如男方精液检查正常或者轻度少弱精症，女方需要进行血清性激素、妇科超声、内膜活检、输卵管造影等相关检查，以了解卵巢功能、输卵管

通畅性，寻找不孕原因，选择适当的助孕方式。若男方重度少弱精症甚至无精症，则可能需要试管婴儿技术助孕，就暂不需要进行输卵管造影检查，而需要接受试管婴儿助孕前的检查及准备工作。

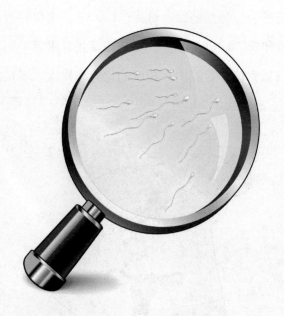

为了避免影响检查结果的准确性，男性的精液检查最好选择在排精后 3 ~ 7 天进行。而女性则需要在月经来潮的 24 小时内通过手术取子宫内膜进行活检，以了解内膜情况，月经第 2 ~ 4 天抽血进行性激素检查以助评估卵巢功能。进行妇科阴道超声检查，了解子宫、输卵管、卵巢及盆腔情况。如果需要进行输卵管通畅性检查，例如输卵管造影等，需要

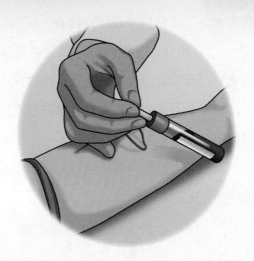

在月经干净后的 3~7 天内进行。需要强调的是，进行输卵管通畅性检查不能与子宫内膜活检在同一月经周期，而且应避免同房。如果有不来月经、多次流产、分娩过畸形儿等情况，还需要夫妻双方进行染色体等特殊检查。

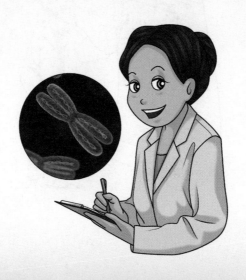

15

　　结合病史采集、体格检查及化验检查，医生将对夫妻双方的情况进行综合评价，寻找不孕原因，并选择合适的治疗、助孕方式，尽量帮助患者以最贴近自然的方式怀孕。

　　总而言之，不孕不育需要夫妻双方共同努力解决，患者情况不同可能需要进行不同的化验检查，各个医院也有相应的诊治流程，夫妻双方需要与医生进行充分的沟通并全力配合，早日成功怀上宝宝。

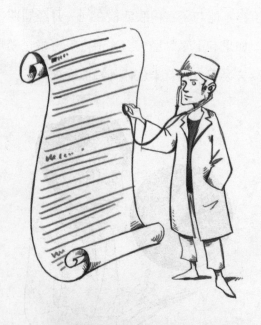

常见辅助生殖技术

人工授精的过程

人工授精是常用的辅助生殖技术之一，是指采用非性交的方式将男方精子注入女性生殖道中使女方受孕的一种助孕方式。也就是男方通过手淫方式收集精液，将经过处理、优选的精液注入女方的生殖道中。

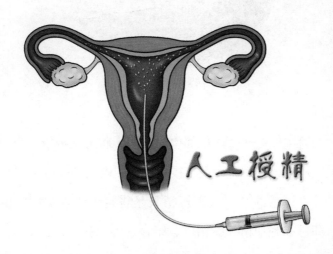

人工授精

根据精子来源不同，分为夫精人工授精和供精人工授精。夫精人工授精主要适用于男性因素不育、排卵障碍、不明原因不孕、子宫内膜异位症（轻中度）、宫颈性不孕等情况。供精人工授精主要适用于男方无精子或有严重的不宜生育的遗传疾病。

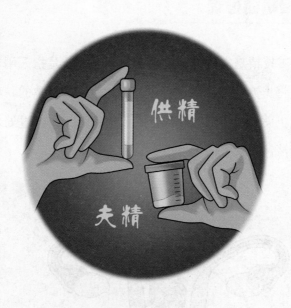

根据注入女性生殖道部位的不同，将人工授精分为阴道内人工授精、宫颈管内人工授精和宫腔内人工授精。

需要注意的是，人工授精只是将精子注入女性的生殖道，卵母细胞和精子的相遇、结合、形成胚胎并在子宫"安家"，仍然是在女性的体内完成的。

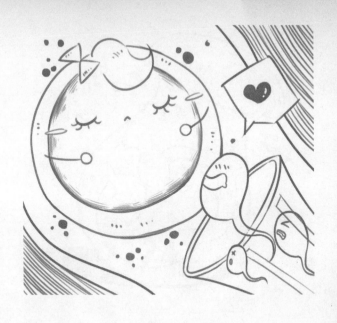

试管里的婴儿——体外受精－胚胎移植技术

"体外受精－胚胎移植"（in vitro fertilization and embryo transfer，IVF-ET）技术也就是我们俗称的"试管婴儿"。这是目前最常用的辅助生殖技术之一。1978年，世界首例试管婴儿在英国诞生，1988年中国大陆首例试管婴儿在北京大学第三医院呱呱坠地，试管婴儿技术诞生近40年来，为千千万万的家庭带来了福音。

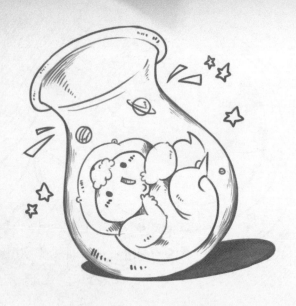

　　不少人认为所谓"试管婴儿"是在试管里长大的婴儿，并对这项技术有很多顾虑，其实并不是这样的。试管婴儿技术，是指将女方的卵母细胞和男方的精子取出体外，在体外结合获得胚胎后，再送入女方的宫腔，胚胎在宫腔内的生长发育过程还是在妈妈的体内完成的，直至分娩，都跟自然怀孕的准妈妈们相同。之所以被称为试管婴儿技术，是因为其中有一段时间精子、卵母细胞和胚胎是在体外环境中进行培养的，但其实只在试管里"住"3～5天，就将回到妈妈的房子里——宫腔。

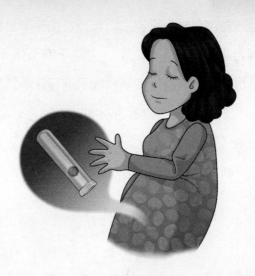

　　在试管婴儿治疗过程中，需要将妈妈的卵母细胞和爸爸的精子取出，进行体外结合，所以关键步骤就是要获得足够的、高质量的卵母细胞和精子，这就涉及几个关键环节。首先是控制性卵巢刺激，也就是用药使女性同时有多个卵泡发育成熟（自然的情况下，女性每月只有 1 个卵泡发育成熟）。

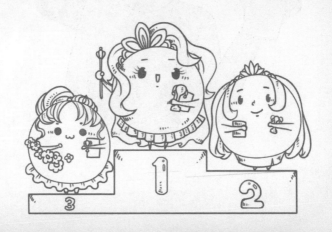

成熟后再通过超声引导下取卵术，将卵母细胞取出体外。同时，男方通过手淫或者手术取精，将精子取出体外。接着，实验室人员再将获得的卵母细胞和精子进行处理、培养，并使其结合形成胚胎，这个过程在体外需要 3 ~ 5 天，最终，形成的胚胎通过胚胎移植术送回女性的宫腔，接下来，就要看胚胎能否顺利在妈妈的子宫里"安家"了。

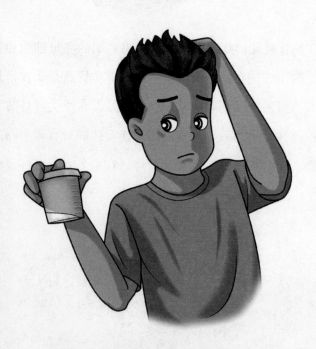

那么，移植术后多久能知道是不是怀孕了呢？一般在胚胎移植术后 12～14 天就可以通过测定血清中的人绒毛膜促性腺激素（human chorionic gonadotropin，hCG）来确定是否怀孕了。如果血清测定结果证实怀孕，在移植术后 28～30 天，就可以做妇科超声检查来明确胎儿的情况了。

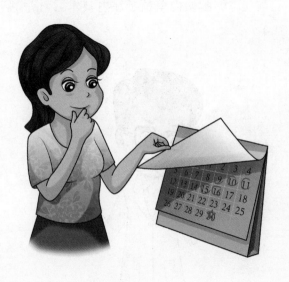

精子和卵母细胞的红娘——卵胞质内单精子注射技术

我们已经知道了，试管婴儿技术是把女性的卵母细胞和男性的精子取出体外，在体外结合后，形成胚胎，再送回妈妈的子宫里安家。正常情况下，许许多多优质的精子围绕在卵母细胞的身边，最终只有一个最优秀精子被卵母细胞"接受"，进入卵母细胞内，一起形成胚胎，其他精子都会被"拒之门外"。但在一些情况下，例如精子太少、活力太差，或者精子和卵母细胞结合的过程存在问题，导致精子和卵母细胞不能自己结合，怎么办呢？就需要一个专业的"红娘"来帮忙，也就是"卵胞质内单精子注射技术"，俗称第二代试管婴儿技术。

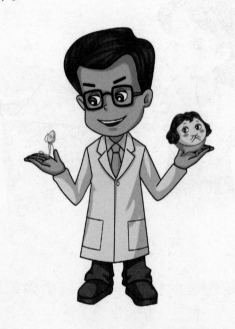

　　所谓卵胞质内单精子注射技术，也就是实验室人员选取一条"优质"的精子，用非常细的针，将其"注射"到成熟的卵母细胞内，帮助其与卵母细胞结合，形成胚胎。有的朋友会想，这个技术挺好的，有红娘帮忙，再也不怕精子和卵母

细胞不能结合了。那么，这项技术是不是适合所有人呢？其实不是的，这个过程需要穿刺入卵母细胞，一些"身体"不好的卵母细胞，就可能受到损伤。这项技术并不是万能的，只能帮助最需要的人群。

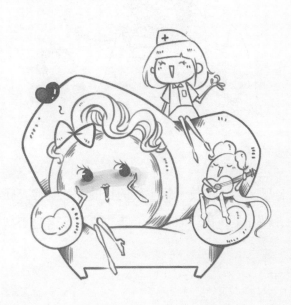

把正常的胚胎选出来——植入前遗传学诊断技术

所谓植入前遗传学诊断（preimplantation genetic diagnosis，PGD）技术，也就是在将胚胎放回妈妈的子宫之前，先对它进行一下"体检"，检查它的遗传学物质，也就是染色体、基因等是否有异常。它是辅助生育技术与分子生物学技术相结合而发展的产前诊断技术，俗称第三代试管婴儿技术。

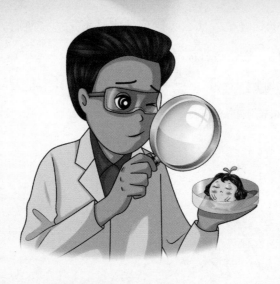

　　顾名思义，这项技术最主要的目的，就是检查胚胎的遗传物质，例如染色体、基因等是否正常，或者是否携带一些

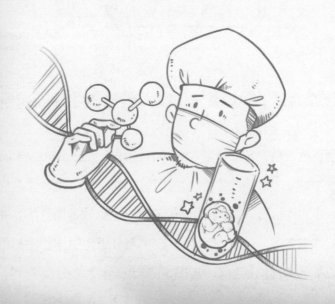

遗传疾病。主要用于夫妻双方有染色体或者基因病、可能遗传给后代并导致不良后果的就诊者。通过植入前遗传学诊断技术，可以将不携带遗传疾病的胚胎筛选出来，避免了遗传疾病的传播和给遗传疾病家庭带来的巨大痛苦。

需要强调的是，这项技术目前只用于遗传疾病方面的筛选，一些宣传中提到的可以"订制"宝宝，包括身高、体重、智商，甚至肤色、性格等，这在理论上确实是可以实现的，但这种对胚胎的检查可能有一些潜在的风险，对宝宝将来的发育是否有不良影响也还需要更长时间的评估。因此，目前还只是针对患有遗传病的家庭使用。

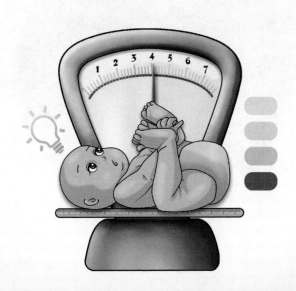

我想直接做试管婴儿，可以吗?

　　有时患者会问"我不想再检查或接受别的治疗了，想直接做试管婴儿，可以吗？"回答这个问题，可以引用美国著名的梅奥诊所的一名生殖内分泌专家说过的一句话——"体外受精是一把强有力的锤子，但是并不是每对不孕夫妇都要成为它手下的那枚钉子"。

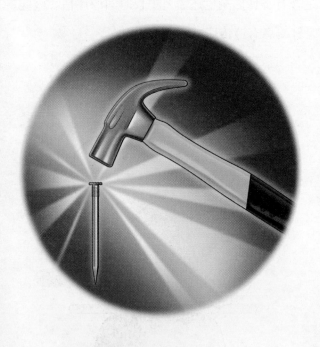

的确，试管婴儿技术治疗成功率要比指导同房、宫腔内人工授精等技术都高很多。许多夫妻盼子心切，希望直接进行 IVF 助孕，增加受孕的概率。这种心情是可以理解的，而且的确有一部分夫妻即使接受了各种检查、指导同房、人工授精等治疗后，最终还是需要接受 IVF 助孕。但更多的夫妻经过微创手术疏通输卵管、指导同房、人工授精等治疗后，就成功怀孕，拥有了自己的宝宝。

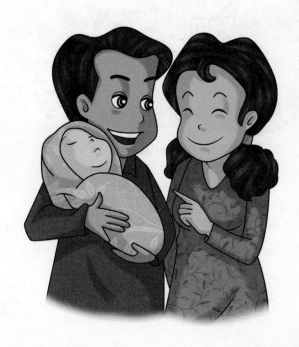

而且，与指导同房、人工授精等治疗比起来，IVF 治疗也更复杂、有创，有更高的并发症发生风险，甚至可能危害女性的身体健康，同时花费也更高。所以，IVF 治疗需要严格掌握适应证，不能因为"求子心切"就放弃其他治疗而选择 IVF 治疗。

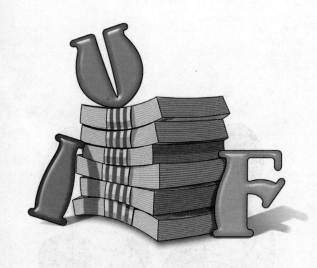

在助孕检查、治疗过程中，医生会评估夫妻双方的情况，选择创伤最小、最适合的治疗方式。一定要听从医生的建议，急于求成、过度紧张焦虑都是不利于成功怀孕的。

常用促排卵药物

我们大家都知道，一般情况下，女性每个月只有一个卵泡发育并排卵，而所谓促排卵药物，顾名思义就是促进卵巢的卵泡发育并排卵，是不孕症治疗中的常用药物。促排卵的重要目的就是调节卵巢的排卵功能，主要包括两个方面：诱导排卵和控制性卵巢刺激。

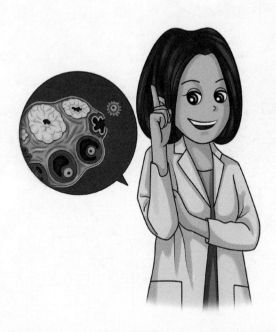

诱导排卵，也就是通过药物的作用，诱发卵巢的排卵功能，通常用于无排卵的患者诱导单个卵泡或者少数卵泡发育。而控制性卵巢刺激主要用于试管婴儿的治疗过程中，以药物手段在可控制的范围内诱发多个卵泡发育和成熟。诱导排卵和控制性卵巢刺激的用药目的不同，用药种类、方法也有区别，但常简单地统称为"促排卵药物"，也就是促进卵泡生长的药物。需要强调的是，由于促排卵药物可能会促进多个卵泡发育，导致多胎妊娠、卵巢过度刺激等可能危及妈妈与宝宝健康的情况，需要严格掌握用药的适应证，不能滥用药物。下面我们将分别进行介绍。

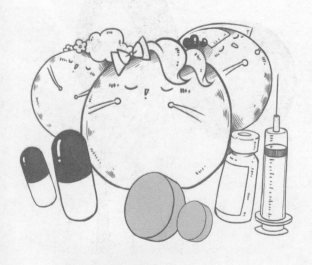

克罗米酚

　　最古老、最常用的促排卵药物就是克罗米酚，通过拮抗体内雌激素的作用发挥促排卵作用，20 世纪 60 年代就已经应用于临床，相关研究报道也有很多，但直到目前，临床医生们仍然在探讨其应用的相关共识，包括用药时机、监测方法、联合用药及个体化治疗等。由于其有抗雌激素作用，少数患者用药后可能会出现潮热等症状。

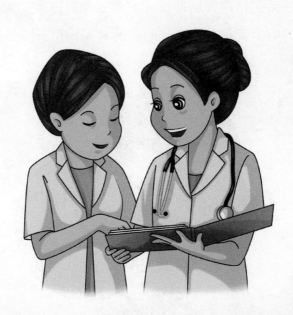

来曲唑

1997 年开始有报道将来曲唑用于诱导排卵，来曲唑也是近年来应用越来越广泛的药物，通过抑制体内雄激素向雌激素的转化发挥促排卵作用。甚至有学者认为其效果优于克罗米酚。少数患者用药后可能会出现胃肠道反应或出现潮热等症状。

促性腺激素类药物

促性腺激素是大脑中的"垂体前叶"（腺垂体）分泌的，主要包括两种，即促卵泡激素和黄体生成素。女性体内的卵巢就是在这两种激素的共同作用下，发生周期

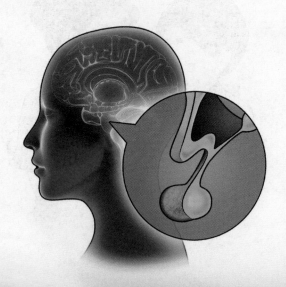

性的卵泡发育，并排卵。同时，卵巢分泌的激素也可以对其产生调节作用。促性腺激素应用于促排卵治疗已经有超过 40 年的历史。

促性腺激素类药物总体分为两大类：天然促性腺激素和基因重组促性腺激素。天然促性腺激素主要是从绝经妇女或孕妇的尿中提取的。而基因重组促性腺激素则是随着制药技术的飞速发展，通过基因重组技术生产的。均为针剂，需要注射用药，一般应用于试管婴儿治疗中的促排卵。

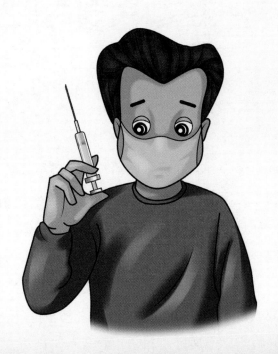

以上三种药物是医院里最常用的促排卵药物，另外溴隐亭、生长激素等同样是有一定促排卵作用的药物或者作为促排卵过程中的辅助用药。各类促排卵药物可以单一用药，也可以搭配使用，特别是在试管婴儿治疗的促排卵过程中应用。

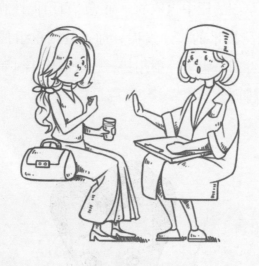

前面已经提到，在促排卵治疗中，除了少数患者会发生药物不良反应外，最常见也是最需要警惕的两个重要的并发症是卵巢过度刺激综合征和多胎妊娠。卵巢过度刺激综合征是一种完全医源性疾患，是由于多个卵泡发育、分泌大量的雌激素，导致体内发生的一系列变化，主要表现为腹胀、尿少，严重者甚至可危及生命。而多胎妊娠明显增加母亲和胎儿的孕产期并发症，甚至

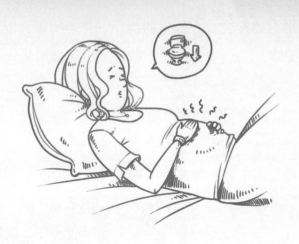

影响母儿结局。

达到最好的促排卵效果，同时将严重并发症的发生率降到最低，是医生们共同追求的目标。要达到这一目标，需要严格掌握促排卵药物的使用，也需要患者在治

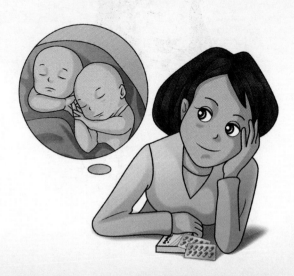

疗过程中全力配合，在医生的指导下合理用药，万万不能为了追求成功或者想怀双胞胎就滥用促排卵药物。

吃促排卵药会影响卵巢功能吗？

女性自出生起，卵巢内的卵泡数就已经固定了，只是处于休眠状态，进入青春期后，在激素的作用下，开始发育。每个月经周期都会有多个卵泡发育，但最终只有一个发育成熟、排卵，其他的则闭锁，周而复始。

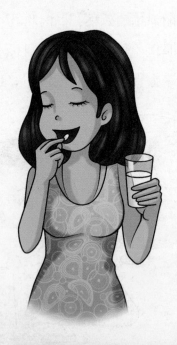

促排卵药物通过不同机制促使一个或多个卵泡发育，但只对本周期发育的卵泡起作用。也就是说，促排卵药作用下生长的一个或者多个卵泡，在自然周期中是发育到中途闭锁的。因此，服用促排卵药并不会导致卵巢功能下降，不用过于担心。

第二篇

男 性 篇

什么是男性不育

男性不育的定义

所谓男性不育，也就是因男方因素导致的不能怀孕。男性不育定义是：未采取任何避孕措施、有规律性生活 1 年以上，因为男方因素，而未使配偶怀孕。随着生活方式的改变、环境污染的加剧，近年来，男性的生育力呈下降趋势，不育的发生率也逐年升高。

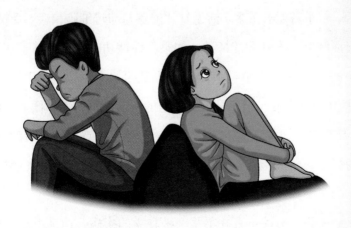

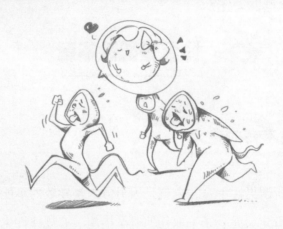

　　女性排卵后，卵母细胞就等待着与男方的精子相遇，这对小小的精子来说，不亚于"二万五千里长征"。首先，男方需要有正常的性功能，使精子能够进入女性的生殖道。然后，精子需要数量多、活力好才能够与卵母细胞相遇、受精，形成胚胎，女性才能怀孕。如果男性性功能异常，精子就无法进入女性的生殖道。如果精子数量少、活力弱，则能够"跋山涉水"最终与卵母细胞相遇的可能性就大大降低了。而"无精症"，也就是精液里没有精子，则是绝对不育。有不育的病史，精液检查提示少精、弱精症的男性，使女性自然受孕的概率降低，生育力低下。

　　因此，男性不育并不是一种独立的疾病，而是由某一种或很多疾病/因素造成的结果。

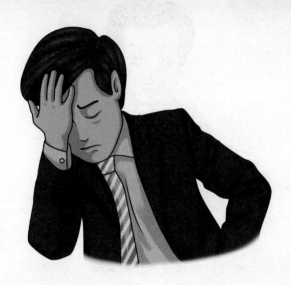

男性不育的常见原因

哪些因素可能导致男性不育呢？归根结底，就是男性的性功能异常，或者男性的精液异常，导致精子无法和卵母细胞相遇、结合，也就无法使女方怀孕。

导致男性性功能障碍的常见原因包括由心理因素或血管性、内分泌及药物因素引起的阳痿、不射精和逆行射精等。而染色体异常、环境有害因素、酒精、一些药物等也可能对男性性功能造成影响。

影响男性精液质量的因素就更多了，根据精液异常情况，可以划分为少精子症、弱精子症、少弱精子症、畸精

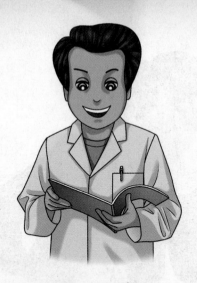

子症、无精子症等。而导致男性精液异常的疾病更是多种多样，例如隐睾、精索静脉曲张、感染因素，还包括外生殖器损伤和畸形。染色体异常、环境的有害因素、药物、酒精等除了可能影响男性性功能外，对男性精液质量也可能产生不良影响，导致生育力降低和不育。

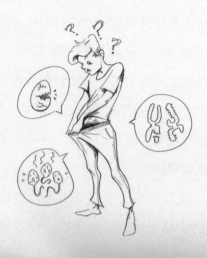

除此之外，还有一种分类方法，也就是以睾丸为界，将导致男性不育的原因分为分为睾丸前原因、睾丸原因，以及睾丸后原因。

（1）睾丸前原因：主要是体内性激素异常导致的不育，例如染色体异常。

（2）睾丸原因：可能是由于环境因素的影响，疾病对睾丸造成的创伤，或者先天性缺陷导致的不育。

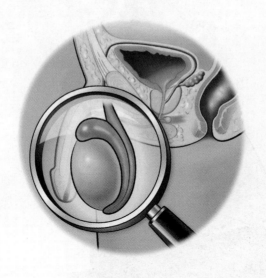

（3）睾丸后原因：主要包括输精管堵塞、精子成熟障碍、前列腺炎，以及性功能障碍导致的不育。

可见，导致男性不育的原因众多，情况也比较复杂，男士们如果有不育的问题，一定要到正规医院及时就诊。千万不要讳疾忌医或者到一些非法诊所就医，以免延误生育的最佳时机。

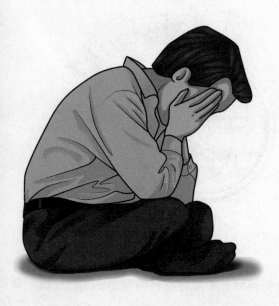

男性不育的诊治流程

什么时候该寻求医生帮助

前文已经提到，所谓男性不育，是因男方因素导致的不能怀孕，即未采取任何避孕措施、有规律性生活 1 年以上，因为男方因素，而未使配偶怀孕。因此，一旦夫妻双方未采取避孕措施、有规律性生活 1 年以上未孕，就应该到医院的专业门诊就诊。我们有一些传统观念，认为一旦不怀孕，就

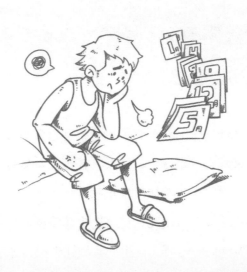

是女方的问题，这是不对的。需要夫妻双方一起就诊，而是不是男性因素引起的，就要由医生来判断了。

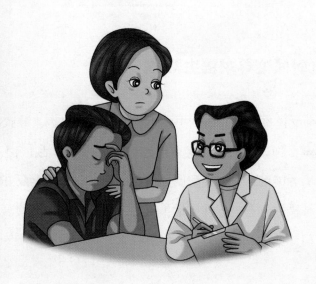

需要进行哪些检查

　　男士就诊时，医生首先要了解的就是不育的病史。包括性生活史、家族史、婚育史，以及其他可能对生育造成影响的病史，例如腮腺炎、泌尿生殖道感染病史等。由于怀孕需要夫妻双方共同努力，因此，男科医生还需要简要地了解女方的情况。男士们一定要向医生如实描述情况，不要因为心理压力或者不好意思而隐瞒情况，以免影响医生对具体情况的判断。

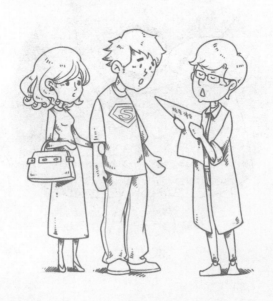

　　在询问了病史后，就要进行体格检查了，除了全身的体格检查外，男科最重要的就是对第二性征及生殖器官的检查，也就是对附睾、睾丸、阴茎的检查。男士们注意一定要配合医生的检查。

　　经过了病史的询问和体格检查，医生对患者的情况就能有一个初步的判断，但是，通常还需要进行一些相关的辅助检查。其中，最主要的就是精液分析检查。男士的检查以精

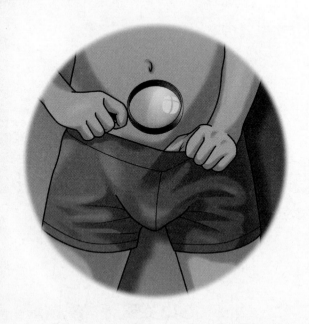

液检查最为重要，易于操作且没有创伤，应该先进行男方精液的检查，根据结果，再有选择地进行女方相应的不孕症检查。

精液分析检查无创、简便，仅需男士通过手淫法收集精液，再通过电脑分析系统进行分析，了解精子的数量、活率、形态，还有精浆的情况。

男性精液可能受到多种因素的影响，因此，一次精液检查的异常并不能做出最终的诊断，需要至少间隔2周、2次

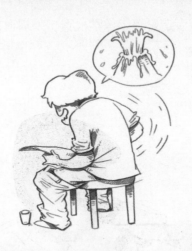

以上的精液检查结果，才能综合判断精液的情况，特别是对于无精症的判断，更要特别慎重。

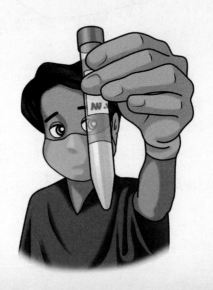

除此之外，为了更好地判断情况，可能还需要血清激素检查、超声或者造影等影像学检查、外周血染色体检查等。

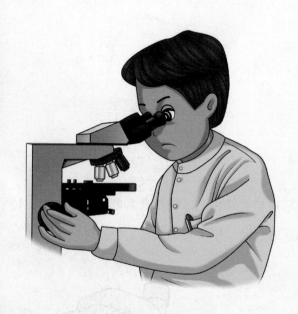

对于无精症患者（也就是精液分析检查未找见精子），可能还需要进行睾丸或附睾的活检，以判断是否有正常生成精子的能力，以决定助孕的方式。

男性不育的检查多种多样，医生需要在充分了解病史并进行体格检查的基础上，根据个体情况确定化验、检查方法，以便能够尽早地帮助患者解决苦恼，成为父亲。

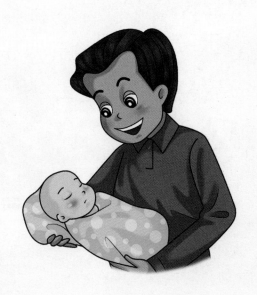

常见男性不育治疗手段

现代社会，人们都崇尚自然，助孕治疗也是如此，医生们更希望通过治疗能够帮助夫妇双方自然怀孕，而不一定要通过人工的方法怀孕。所以，医生会根据夫妇双方的情况，推荐相应的治疗方式。最适合的才是最好的，男性不育治疗方法有许多，一定要根据自身情况和医生的建议，选择最适合自己的方法。还需要注意的是，许多因素可能影响男性的精液质量，其中很大一部分与日常生活有关，尤其是吸烟、酗酒、药物滥用等不良生活方式，往往才是精子的"最大杀

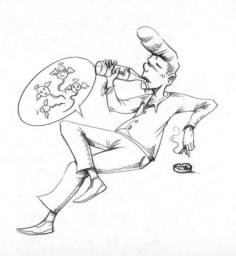

手"，因此，在接受治疗的同时，还需要改变不良生活方式，包括忌烟、限酒（最好是戒酒）、加强锻炼，注意控制体重，最好每天进行有氧运动，例如跑步或游泳等，少接触电脑和手机，远离各种有害的化学物质（如油漆、苯酚等），不要经常洗桑拿，不要长期穿紧身内裤。有些男士改变不良生活习惯后，甚至不需要任何治疗，精液质量就能有很大改善。

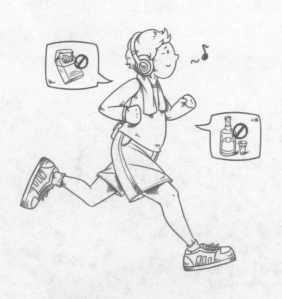

那么，常用的治疗方法有哪些呢？下面给大家介绍一下。

药物治疗

药物治疗是最简便、最常用的治疗方法。药物治疗首先要严格掌握适应证，需要结合女方的情况选择。同时，药物治疗中还要了解药物的目的和药物治疗时间。

药物治疗的最终目的是提高精液检查的各项参数，也就是提高精子的数量，改善精子的活力，以提高男性生育力，增加怀孕的概率。以这个前提进行药物治疗，首先要注意女方的生育力是不是正常，以综合选择最佳的治疗方案。

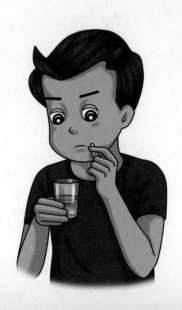

　　药物治疗时间与精子的生成有密切关系，人类精子发生周期为 70~74 天，大约 3 个月。如果选择药物治疗，疗程最好为 1~2 个生精周期，即 3~6 个月，千万不能吃几天药就复查精液，没看出疗效就盲目停药。也不能一味地用药，期待精液情况好转，如果用足治疗周期后，确实疗效不佳，就应该考虑其他治疗方法，而不要无限制地使用比较昂贵的生精药物。还需要强调的是，由于精子发生的过程是连续的，所以如果用药，一定要连续服用，不能三天打鱼，两天晒网。

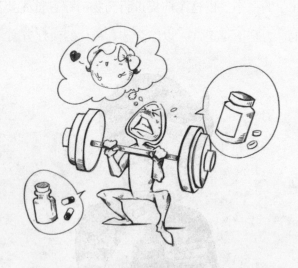

手术治疗

　　手术在男性不育的治疗中主要包括对精索静脉曲张以及无精症患者的治疗。手术是一项有创伤的治疗方法，给患者带来一定痛苦，如果发生一些意外的情况，还可能导致相应的不良后果，因此，需要严格地掌握手术适应证，万万不能盲目地进行手术。

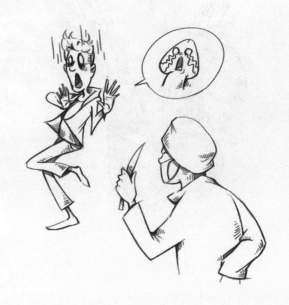

　　精索静脉曲张，尤其是较为严重的患者，可能对男性生育力造成不良影响。有精索静脉曲张，不一定不育；但不育人群中，精索静脉曲张发生率高于正常生育人群。

　　精索静脉曲张程度越重，与男性精液质量受损的相关性越大，因此，手术治疗后精液质量改善也越明显。由于缺乏可靠的临床试验证明亚临床型精索静脉曲张的诊疗会改善男性生育力，因此不推荐对亚临床精索静脉曲张患者进行治疗，无精症患者也不推荐接受精索静脉曲张手术。而且，术后还有一定的复发率。

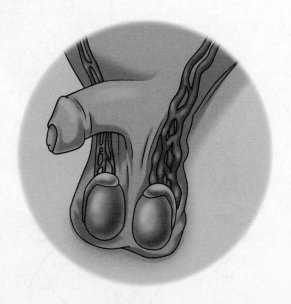

　　精索静脉曲张手术可在术后 4 个月进行精液常规检查以评估手术疗效，术后 1 年或女性配偶怀孕之前建议测精液常规各参数的变化。

　　另一种常见的需要手术治疗的情况就是无精症。无精症根据患者睾丸的生精功能是否正常，可分为梗阻性无精症和非梗阻性无精症。

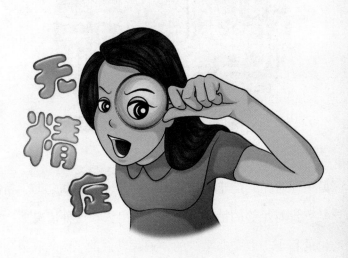

　　所谓梗阻性无精症，就是睾丸的生精功能是正常的，只是由于运送精子的路径发生了梗阻，导致精液中没有精子。这种情况下，根据梗阻的部位不同，可以采用手术的方式，甚至是显微手术，将梗阻的通路"打通"，让精子能够顺利地被运送出去，也就能够有自然怀孕的机会了。还有一些患者，通路无法被打通，这样，就需要采用"睾丸取精"的手术方式，取得精子，再应用试管婴儿技术，达到受孕的目的。

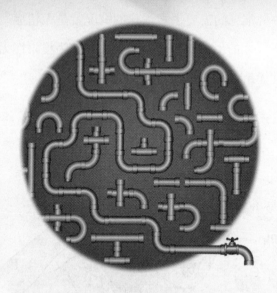

　　另一种情况，是非梗阻性无精症，也就是睾丸的生精能力异常，没有足够的精子可以被运送出去。这种情况下，睾丸产生的精子一般是非常少的，通过常规的"睾丸取精"手术通常很难找到精子，"显微取精"手术可能帮他们解决这一问题。

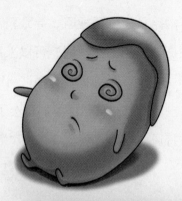

辅助生育技术治疗

前面已经提到，助孕治疗过程是崇尚自然的，但如果男方或者女方有些原因导致自然怀孕的概率非常小，经治疗后未见好转，或者没有好的治疗方法，那就需要接受辅助生育技术治疗了。

辅助生育技术，也就是人类辅助生育技术的简称，是指采用医疗辅助手段使不育夫妇妊娠的技术。简而言之，辅助生育技术就是帮助不孕症夫妻成功怀孕的技术。目前临床上广泛开展的辅助生殖技术包括人工授精和体外受精 - 胚胎移植技术，以及相关的衍生技术。我们常说的"试管婴儿"技术就是指体外受精 - 胚胎移植技术。

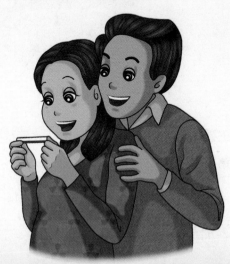

我们下面简单介绍一下这两种辅助生育技术。

所谓人工授精，是指采用非性交的方式将男方精子注入女性生殖道中使女方受孕的一种助孕方式。按照精子来源的不同，分为夫精人工授精和供精人工授精。按照注入女性生殖道部位的不同，将人工授精分为阴道内人工授精、宫颈管内人工授精和宫腔内人工授精。

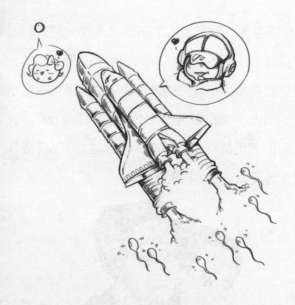

夫精人工授精主要适用于以下因素导致不孕的患者：男性因素（性功能障碍、轻中度少弱精症）；排卵障碍；不明原因不孕；子宫内膜异位症（轻中度）；宫颈性不孕。供精人工授精主要适用于男方无精子或有严重的不宜生育的遗传疾病。

　　人工授精技术最主要的作用是帮助精子进入女性的生殖道。夫精人工授精中所用的精子是丈夫通过手淫法取出体外的，可以进行"优选"。因此，主要用于性功能障碍患者，还有轻度的少弱精症患者，也就是还可以优选出足够的"优

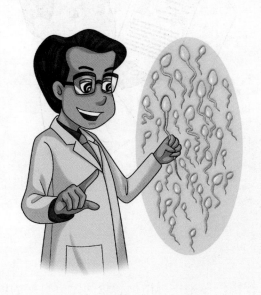

秀"精子，注入女性的生殖道。同时，女方需要输卵管通畅，才能保证精子和卵母细胞能够顺利"见面"，并且需要适当的内膜条件，也就是"足够肥沃的土壤"。而供精人工授精是丈夫没有精子或者有严重的不宜生育的遗传病时，需要用其他男性捐献的精子。供精人工授精有相应的严格手续，并且需要夫妻双方保证孩子出生后的合法权益。

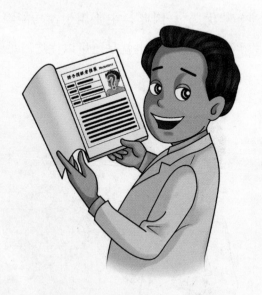

　　人工授精仍然是一种微创、较为贴近自然的助孕方式，花费也比较低廉，成功率与自然怀孕相近，每周期成功率为10%～20%。所以，如果一次不成功，也不要着急。

　　另一种技术就是试管婴儿技术。"体外受精－胚胎移植（IVF-ET）"技术，也就是我们俗称的"试管婴儿"，是目前最常用的辅助生殖技术之一。是指将女方的卵母细胞和男方

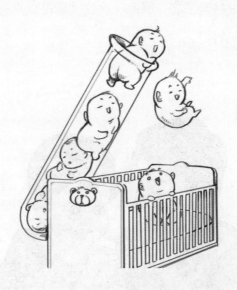

　　的精子取出体外，在体外结合，获得胚胎后，再送入女方的宫腔。胚胎在宫腔内生长、发育直至分娩。

　　试管婴儿技术主要解决的问题是由于各种原因导致的精子和卵母细胞在体内无法正常地结合。我们采用体外结合的方式帮助他们，在形成胚胎之后再送回妈妈的子宫里。准妈妈需要接受促排卵、取卵手术，取出的卵母细胞跟准爸爸取出的精子在体外结合，形成胚胎后，再将胚胎送回妈妈的子宫。准妈妈们需要承受的痛苦比准爸爸们要大得多，同时，还可能发生一些并发症。因此，在这个阶段，准爸爸们一定要照顾好准妈妈们。

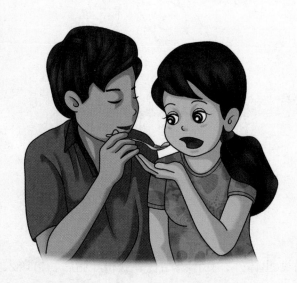

男性不育治疗中的常见问题及对策

干扰生育的医源性因素有哪些？

所谓"医源性"因素，是指由于医疗过程中的一些因素，导致男性生育力下降。最常见的是针对一些疾病的药物、手术治疗导致男性生育力下降。

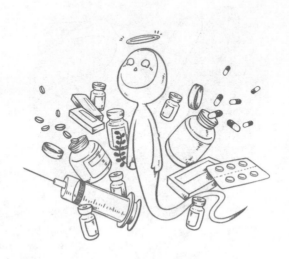

　　首先，一些药物可能影响精子的生成、男性的性功能等，从而导致不育，可能表现为性欲降低、阳痿或射精障碍。主要包括以下几类药物：

　　（1）抗肿瘤药：我们都知道，抗肿瘤药物又称"化疗药"，对生长活跃的细胞杀伤力最强，因此，对精子的生成也会产生不良影响。常用的有环磷酰胺、苯丁酸氮芥、长春新碱等。可能导致精子数量减少，甚至无精症。严重程度大多与药物剂量有关，剂量越大，生育功能恢复的希望越小。

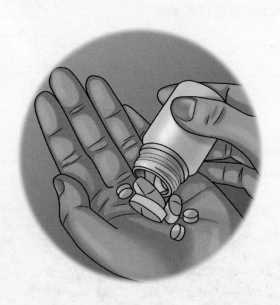

（2）高血压治疗用药：可能会导致男性乳房女性化、性欲降低、阳痿、射精延迟或不能射精。常用的有螺内酯（安体舒通）、普萘洛尔（心得安）、利血平等。

（3）激素类药物：激素可能通过多种环节影响男性生育力。长期应用大量的雄激素可能导致睾丸萎缩，精子生成减少，导致不育。应用雌激素可使男性性欲降低或消失、阳痿、射精延迟或不能射精，即使能射精也只有很少量的精液，影响生育力。

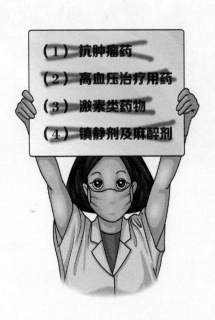

（4）镇静剂及麻醉剂：长期、滥用镇静剂及麻醉剂可能导致性欲下降、阳痿、射精困难、睾丸萎缩及男性乳房女性化等，影响生育力。

（5）其他：另外，还有一些抗生素或免疫调节药物会影响精子的发生，导致精子数量减少、活力下降而导致生育力下降。

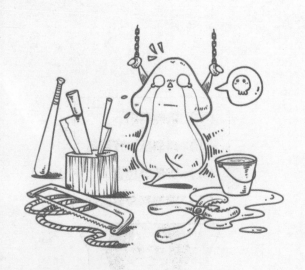

其次，还有一些疾病需要手术治疗，手术本身也可能对男性生育力造成不良影响，主要是对射精功能造成不良影响，从而影响生育力。主要包括以下几种：

（1）生殖器畸形纠正手术：婴儿尿道瓣膜手术、尿道下裂、尿道上裂、膀胱外翻等的重建手术，可能影响男性的射精功能，从而影响生育力。

（2）输精管损伤：最常见的是输精管结扎术，其是最常用的男性绝育手术。另外，手术过程中的一些操作也可能对输精管造成损伤，导致男性不育。

（3）恶性肿瘤手术：一些恶性肿瘤手术范围比较大，可能会影响一些神经的功能，导致射精异常，例如逆行射精或不射精，导致不育。

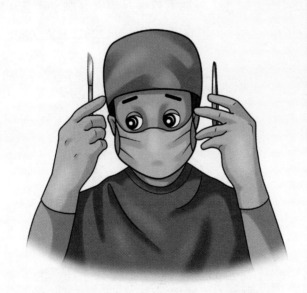

治疗不育过程中，取精困难如何解决？

　　男性的精液状况是不育症就诊中最重要的检查项目之一，只有了解了男性的精液状况，才能结合女方情况确定适当的助孕方案。在助孕过程中，接受辅助生育技术治疗者，无论是人工授精还是试管婴儿，都需要男方将精液取出体外，如果存在取精困难，尤其是一些伴有不同程度勃起功能障碍的男性，在当日由于取精困难无法取得精子，会给患者带来很大苦恼，甚至可能需要通过睾丸穿刺手术获得精子。那么除了手术之外，还有没有其他可以尝试的方法呢？

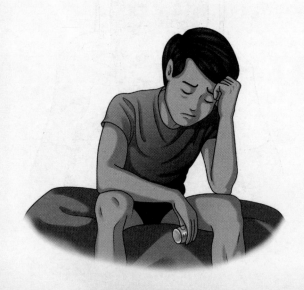

最常用的就是药物辅助的方法，药物主要是通过改善勃起功能来增加取精的成功率，但也可以由妻子帮助进行取精或看一些相关的影像资料。但需要强调的是，无论是进行精液检查所用的精子还是辅助生殖治疗过程中需要用于与卵母细胞结合的精子，都不能采用性交的方法取出，这种方法容易污染精液，不利于精液分析或辅助生殖技术的治疗。

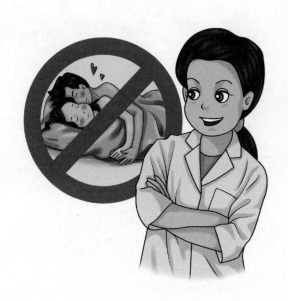

除此之外，如果已经知道自己取精困难，在到医院前可以在家里自己练习练习，就像部队训练一样，在和平年代勤加演练，万一战事爆发才能迅速反应，以免出现一击即溃的局面。取精也是一样，在家里练熟这个过程，以免到医院一紧张，更加不容易成功。另外，如果丈夫存在取精困难，最好在取精前跟医务人员说明，以便相关工作的安排，并可以由妻子进行帮助，实在不行，再安排男科医师开具相关药物。各种方法尝试若都未能成功，就只能选择手术取精的方式了。

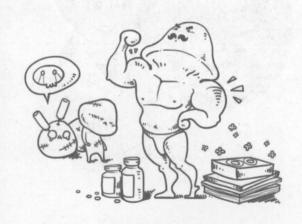

睾丸活检

　　睾丸活检也就是取一部分睾丸组织进行检查，在不育症的检查中，主要是用于判断无精症患者睾丸生成精子的能力是否正常，以及是否为输送精子通路梗阻导致的梗阻性无精症。在接受辅助生殖技术助孕治疗的过程中，无精症的患者，或者手淫法取精失败的患者，还需要通过睾丸穿刺取得精子，以用来和卵母细胞结合，形成胚胎。

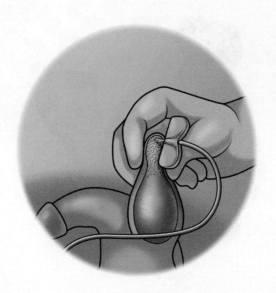

　　睾丸活检是一项有创伤的手术操作，手术方法包括切开活检、细针穿刺等。随着手术技术、器械的不断进步，一些生精功能障碍的患者，还可以采用"显微取精"的方法，在显微镜直视下手术，寻找精子，这也给许多原来不能拥有自己后代的患者带来了福音。目前最常用的还是细针穿刺取精，虽然创伤较切开取精大大降低了，但还是有可能发生一些并发症，也就是罕见的意外情况。那么，手术后又需要注意些什么呢？

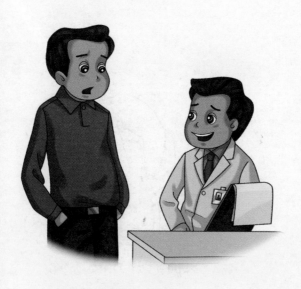

术后注意事项

（1）口服抗生素，按照处方要求服用，以预防感染；

（2）3天内不要洗澡，保持伤口的干燥；

（3）近期不要剧烈活动；

（4）观察睾丸的情况，如果出现增大、肿胀、伴有剧烈疼痛，可能是发生了血肿，需要马上看急诊科；

（5）伤口局部的纱布2～3天后取掉。

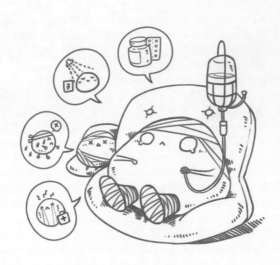

第三篇

辅助生殖技术治疗过程中的常见问题

取卵手术前阴道分泌物多，是不是排卵了？

取卵前阴道分泌物多，是排卵吗？并不是。正常情况下，阴道内的分泌物受体内雌激素、孕激素水平的影响。排卵期受雌激素水平影响，阴道分泌物多、稀薄、拉丝明显，有利于精子的通过。而排卵后，在孕激素的影响下，白带量减少、黏稠，不再利于精子通过。

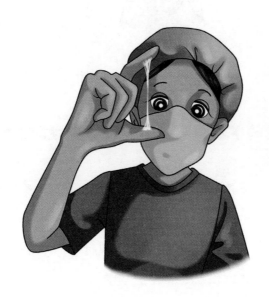

试管婴儿治疗过程中应用促排卵药，使得多个卵泡发育，体内雌激素水平高于正常生理周期，因此在接近排卵期时，也就是取卵前，自然可能出现白带比较多的现象，并不

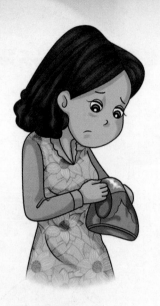

用担心是排卵。

取卵手术前下腹隐隐作痛，是不是排卵了？

有些女性反映在取卵手术前会出现小肚子隐隐作痛，甚至有比较剧烈的疼痛，会担心排卵。确实有一些女性会有所谓的"排卵痛"，也就是在排卵时出现腹痛，一般认为是由于卵泡破裂和体内相应激素水平变化导致的，也可能是排出的卵泡液刺激盆腔导致的。

在试管婴儿技术开展的起步阶段，由于缺乏相应手段，确实有排卵时间难以控制，可能发生提前排卵的情况。但随着试管婴儿技术的长足发展，越来越多的药物和监测手段出

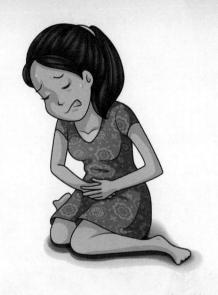

现，提前排卵的发生率已经很小了。医生都会使用药物控制排卵时间。在试管婴儿治疗过程中，在促排卵药物作用下，会有多个卵泡发育，卵巢体积也就远大于自然生理状态。增

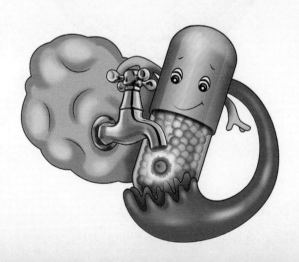

大的卵巢可能会刺激引起疼痛，一般为坠胀痛，不太剧烈，可以忍受。所以并不用担心是提前排卵了。

需要注意的是，还是有很少一部分患者可能会发生提前排卵的情况，特别是卵巢功能不好的患者，提前排卵概率有所增加。医生会根据检查情况调整取卵时间，但并不能完全避免提前排卵的发生。

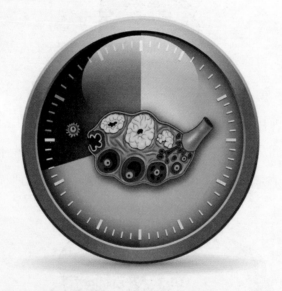

另外，还有一些导致腹痛的情况是需要紧急处理的，例如卵巢扭转，通常疼痛比较剧烈，为绞痛，并可能伴有恶心、呕吐、肛门坠胀等。

所以，如果取卵前出现轻微的腹痛并不必特别担心提前排卵，但若出现剧烈腹痛，就需要及时就医。

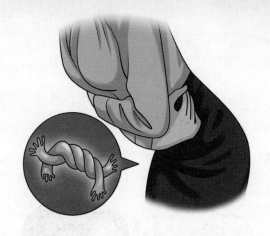

取卵手术疼不疼，需要麻醉吗？

做取卵手术其实并不用过分紧张。取卵手术就是用专用的穿刺针，在超声的引导下，穿刺卵巢内发育的卵泡，将其中的卵泡液及卵母细胞吸出。穿刺针其实跟平时打针用的注射器针头差不多粗细，而且阴道黏膜对疼痛并不是非常敏感，所以取卵手术并不一定要麻醉。特别是一些卵泡数量比

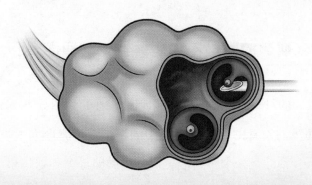

较少，或者有其他一些并发症，麻醉风险较大的女性，可以选择不麻醉或者局部麻醉。

不过，每个人对疼痛的耐受能力不同，而且有的女性比较紧张、焦虑，因此，在有条件的医院，可以选择接受静脉麻醉下的取卵术，在整个手术过程中患者都是睡着的，不仅能够避免疼痛，还有助于避免过度紧张、焦虑的情绪。

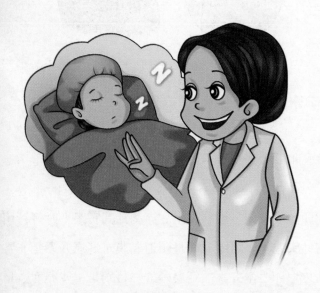

为什么取卵的数量不如超声看见的卵泡多？

取卵的过程，是用专门的穿刺针，在超声引导下，分别穿刺卵巢内发育的卵泡，将其中的卵泡液和卵母细胞吸出。超声下看到的是一个个卵泡，而其中的卵母细胞则是超声看不见的，需要在显微镜下观察才能看到。一些情况下，卵泡中可能并没有卵母细胞，也就是所谓的"空卵"。就像花生要剥开壳之后才能看到里面是不是有花生仁。取卵手术中吸出的卵泡液也需要在显微镜下观察后才能看到是不是有卵母细胞。

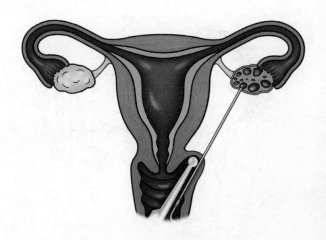

所以，并不是所有超声看到的卵泡中都有卵母细胞，也就有可能在取卵的时候取到的卵母细胞并没有超声看到的卵泡多。

取卵的医生告诉我卵泡破了，为什么？

要想搞清楚这个问题，我们首先需要了解一下生理状态下排卵的过程。生理状态下，随着卵泡的生长、发育，雌激素、孕激素水平升高，向垂体发出"信号"，垂体分泌黄体生成素（luteinizing hormone，LH），血液内 LH 水平急剧升高，称为"LH 峰"，促使卵泡发育最终成熟，并排卵。一般排卵发生在 LH 峰出现后的 36 小时左右。市场上一些测排卵的试纸，就是通过测定尿液内的 LH 水平，判断 LH 峰，从而推测排卵时间的。

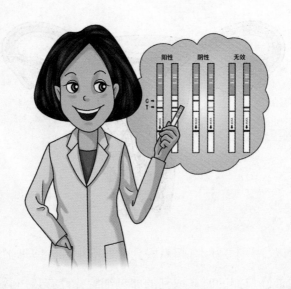

试管婴儿治疗过程中，经过促排卵治疗后，需要取卵，也就是将卵母细胞取出体外。取卵的时机很重要，如果过早，则卵母细胞可能未成熟，无法取出体外，即使取出体外也不能受精；如果过晚，则可能已经排卵，也就是卵母细胞被排入盆腔，也就无法取出。

所以，在试管婴儿治疗中，需要准确掌握卵母细胞成熟而又没有排卵的时机进行取卵，也就是需要人为地控制"LH

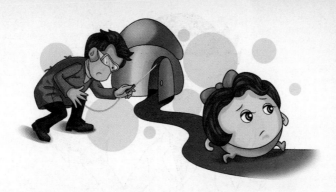

峰"。在试管婴儿治疗开展的早期，并不能做到这一点，排卵时机很难掌握，还可能需要在凌晨等时间取卵，不利于患者的休息和后续的治疗，而且 LH 峰提早出现还可能影响卵母细胞和胚胎质量。随着制药技术的发展，出现了可以抑制

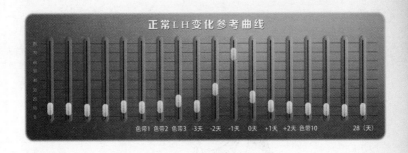

生理"LH 峰"的药物，医生可以通过药物抑制体内分泌的LH，大大提高了卵母细胞和胚胎质量。不仅如此，抑制了生理的 LH 峰后，可以通过药物模拟 LH 峰，以控制卵母细胞最终成熟的时间，并安排合适的取卵时机。

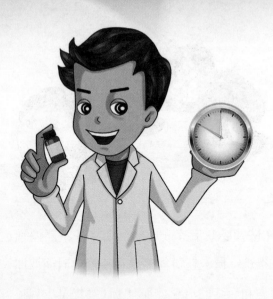

　　在试管婴儿促排卵治疗过程中，会在用药同时进行超声监测，一般2个或以上的卵泡平均直径达到18 mm，就认为

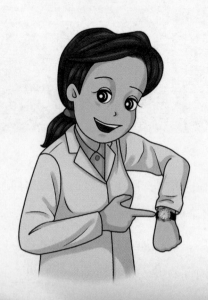

卵母细胞已经成熟。之后通过安排时间注射药物，模拟体内的 LH 峰，促使卵母细胞最终成熟。在用药后 36 小时左右取卵，这样，通过人为控制时间，卵母细胞已经成熟，而又没有排卵，就可以进行取卵手术了。

取卵时卵泡破裂的情况很少见，一般发生在年龄大、卵巢功能减退的患者，其体内的 LH 水平可能会不受药物的抑制作用，出现自发的"LH 峰"，一旦达到诱发排卵的水平，就会导致提前排卵，而不再受药物的控制。

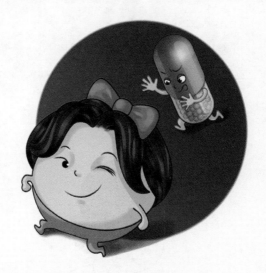

在促排卵治疗过程中，会监测血清 LH 水平，但由于激素水平可能会出现波动，有时医生很难判断是真的要提前排卵了，还是只是小范围的波动。一般情况下，医生会复查血激素水平，判断是否提前排卵。如果担心提前排卵而盲目提前取卵，可能会导致卵母细胞没有成熟或取不到卵。而如果

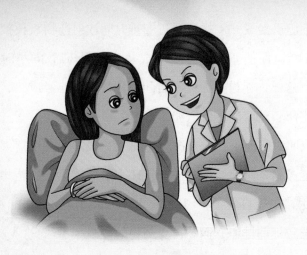

不提前，就可能出现取卵时已经排卵的情况。

也有一些女性，激素水平没有提示任何异常，也可能出现提前排卵的情况，原因不明，也非常罕见。

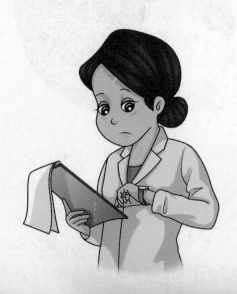

总之，医生会根据各项化验检查的指标，选择最恰当的取卵时间，但也不能完全避免意外情况的发生。

为什么超声看见了卵泡，取卵手术后却发现没有卵？

前面已经介绍过，取卵手术是在超声引导下穿刺卵巢内发育的卵泡，将其中的卵泡液和卵母细胞吸出。超声下看到的是一个一个的卵泡，而其中的卵母细胞并不能通过超声观察到，而需要在显微镜下观察。有时，卵泡中可能并没有卵母细胞，也就是所谓的"空卵"。取卵手术中吸出的卵泡液需要在显微镜下观察后才能看到是不是有卵母细胞。

超声下看到卵泡而取卵手术后却发现没有卵，这种情况的发生率通常是比较低的，多见于卵巢功能减退、卵泡很少

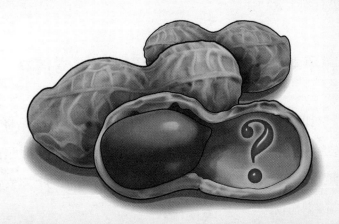

的女性。更罕见的情况下，一些女性有所谓的"空卵泡综合征"，也就是超声下能够看到一个个外观正常的卵泡，但取卵手术中显微镜下并不能找到卵母细胞。

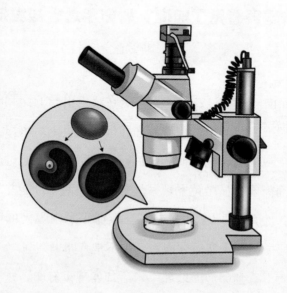

所以不必过分担心，保持轻松的心情，避免过度焦虑，才更有利于成功怀孕。

取卵手术后的注意事项及需警惕的异常情况

取卵手术是接受试管婴儿治疗的关键步骤，也就是将女性发育成熟的卵母细胞取出体外的过程。在试管婴儿发展的初期，这一手术是通过开腹或者腹腔镜手术完成的，对女性身体的创伤较大。

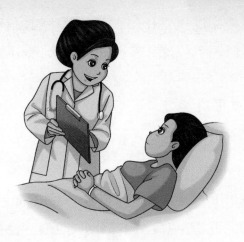

　　随着相应技术、设备的发展、进步，目前，取卵手术是在妇科超声的引导下，用细针，将卵母细胞从卵巢中取出，大大降低了对女性身体的创伤，一般不会影响患者的日常生活。但取卵手术仍是一项有创操作，个别情况下可能会导致女性身体出现不适，甚至需要后续治疗，甚至手术处理。那么取

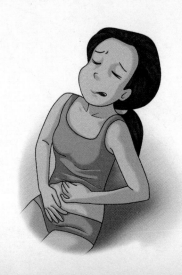

卵手术后都需要注意些什么呢？又有哪些危险信号需要注意识别呢？我们下面就先来介绍一下取卵手术后的注意事项。

术后注意事项

（一）麻醉后注意事项

现在的取卵手术虽然微创，但还是有些疼痛刺激，因此，一些医院采用"静脉麻醉"下取卵。这种麻醉，手术中患者是睡着的，手术结束后，一部分患者可能还没有完全清醒，所以手术后需要卧床休息、去枕平卧。需要注意暂时不要睡

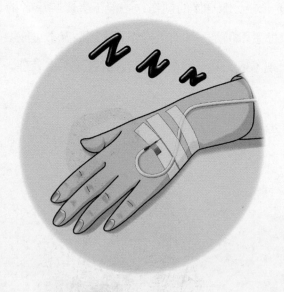

觉、喝水或吃东西，等待半小时到 1 小时左右，感觉完全清醒了，可以先少量喝水，看看有没有呛咳、恶心等情况。如果都很正常，就可以吃少量好消化的食物，例如粥、面条等，避免一次吃太多，或者吃油腻、不好消化的食物。有一些轻微的头晕、乏力都是正常的，注意 24 小时内不要开车。

（二）日常生活

目前取卵手术是微创手术，因此，对女性的日常生活影响并不大，术后可以正常地进行日常生活。需要注意的是，一定要适当地活动，不要一直卧床休息。但应避免剧烈运动，应根据自己的身体状况适当地安排生活、工作。经过促排卵治疗后卵巢体积增大，一定要避免突然翻身或者改变体位，降低卵巢扭转的风险。特别是取卵数目比较多，尤其是超过

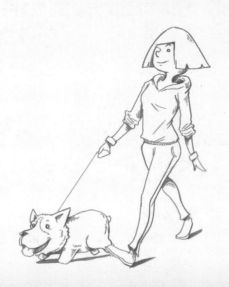

20 个的女性，"卵巢过度刺激综合征"的风险增加，会使血液处于高凝状态，一定要适当活动，避免发生血栓栓塞。

（三）日常饮食

取卵手术后当日尽量以清淡、易消化的饮食为主，由于部分女性可能对麻醉药物比较敏感，会出现恶心、呕吐等情况，所以建议少食多餐。先少量进食，观察一下，没有不舒服，再继续进食。取卵数目比较多，尤其是超过 20 个的女性，"卵巢过度刺激综合征"的风险增加，为避免发生严重的过度刺激，应注意选择高蛋白、易于消化的食物，同时注意适当多饮汤汁，可选择的食物有冬瓜汤、蛋白粉等。一定要避免进食生冷、辛辣刺激或者油腻的食物。

（四）遵医嘱用药

取卵手术中，为避免消毒剂对卵母细胞、胚胎可能产生

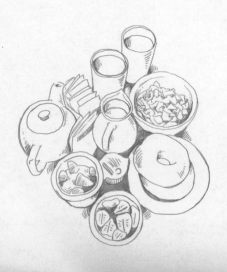

的影响，一般只用肥皂水和盐水进行擦洗，所以术后会加用抗生素预防感染，要注意按时用药。另外，取卵后，还要应用药物进行"黄体支持"，以使子宫内膜转变为"肥沃的土壤"，为胚胎移植做准备，也要注意按时用药。

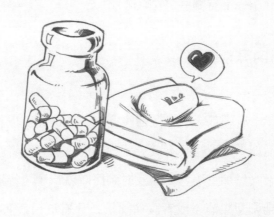

（五）情绪调整

取卵之后，可能会有些疼痛、不适的感觉，等待胚胎形成的过程中，也可能会有一些担心、紧张。一定要注意调整

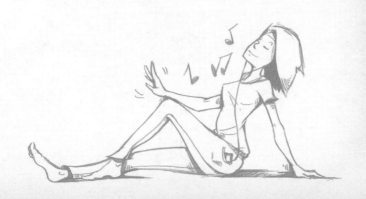

情绪，避免过度紧张、焦虑。放松心情，也有利于之后顺利怀孕。

以上谈到的是一些术后的注意事项，那么术后又要警惕哪些异常情况呢？哪些情况下需要及时到医院就诊呢？下面就接着介绍一下有哪些"危险信号"。

需警惕的异常情况

（一）腹痛

取卵术后，都会有轻微的腹痛，一般会在可以忍受的范围内。但如果出现持续不减轻、剧烈的腹痛，或者腹痛已经好转，又突然加重等，就要及时到医院就诊了。特别是在活动后出现剧烈腹痛，或者腹痛加重，伴有肛门坠胀、心慌、

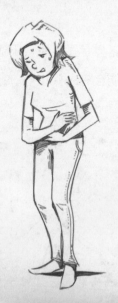

乏力、出虚汗等情况，一定要及时就医。尽量就近选择大医院，如果不是到进行试管婴儿治疗的医院，一定要告知医生接受取卵手术的病史，以免影响医生对疾病的判断、处理。

（二）腹胀、尿少

试管婴儿需要接受促排卵治疗，卵巢增大，取卵术后，还可能会有腹痛的感觉，特别是取卵数多的患者，更可能出现"卵巢过度刺激综合征"。过度刺激最典型的表现就是腹胀、尿少。所以，如果出现严重的腹胀，甚至影响进食，同时伴随尿少、胃痛等不适，一定要及时就医。尽量就近选择大医院，如果不是到进行试管婴儿治疗的医院，一定要向医生告知接受试管婴儿治疗、促排卵的病史，以免影响医生对疾病的判断、处理。

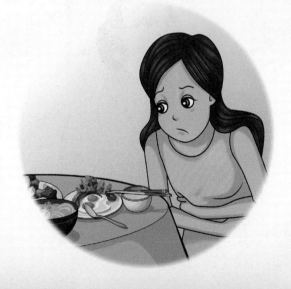

（三）阴道出血

取卵术虽然都用细针穿刺，穿刺的针眼很小，但还是可能会有少量的阴道出血。少量出血时不必担心。如果出血量大于月经量、无减少的迹象，就要及时就医。

（四）其他

在接受试管婴儿的治疗过程中，难免可能会出现一些不适，例如，感冒、咳嗽、发热、流鼻涕、拉肚子，或者其他不舒服的情况。特别是在取卵之后，再过 3～5 天，就要把胚胎放回妈妈的子宫了，所以准妈妈们如果出现不舒服的情况，一定要及时到相应的科室就诊，评估身体状况是不是适合怀孕。

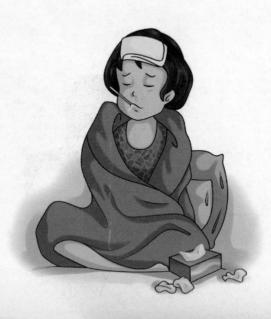

总之，取卵手术是一种创伤较小、相对安全的手术方法，患者需要做的就是放松心情、配合医生治疗。手术后还是可能会有这样那样的不舒服，不必紧张，如果感觉特别难受，原则就是及时、就近到医院找医生求助。特别需要注意的是，一定要向医生告知接受试管婴儿、促排卵治疗的情况，以免影响医生对疾病的判断、处理。

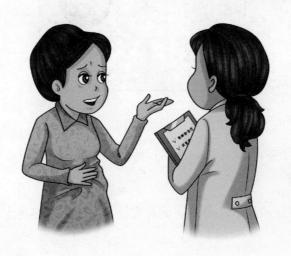

医生说我属于卵巢低反应，这是什么意思？

卵巢低反应，顾名思义就是卵巢对促排卵药物的反应不佳，也就是促排卵药物并未能促进多个卵泡生长发育。一般来讲，大多发生于年龄大、卵巢功能减退的患者。

2011 年前，国际上对于卵巢低反应缺乏统一的标准，

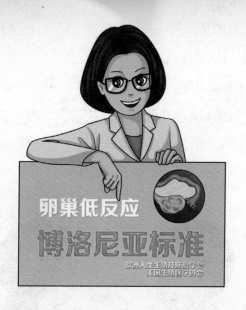

2011 年欧洲人类生殖及胚胎学会和美国生殖医学协会，讨论制定了博洛尼亚标准，也是目前国际上常用的卵巢低反应共识，即：

（1）高龄（≥40 岁）或存在卵巢反应不良的其他危险因素；

（2）前次 IVF 周期卵巢低反应，常规方案获卵数≤3 个；

（3）卵巢储备下降（窦卵泡数 <5~7 个或抗苗勒管激素 <0.5~1.1 μg/L）。

满足以上 3 条中的 2 条即可诊断卵巢低反应，统一诊断标准有助于在全世界范围内开展对卵巢低反应的研究。虽然有了统一的诊断标准，但卵巢低反应的发病原因至今仍不十分清楚，其病因可能与患者年龄大、肥胖、既往卵巢手术史、

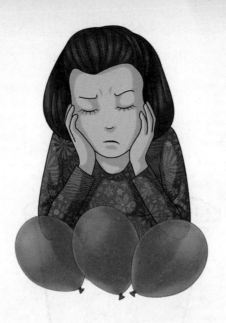

自身免疫性疾病、放化疗等治疗损伤、染色体和基因异常等
因素有关。

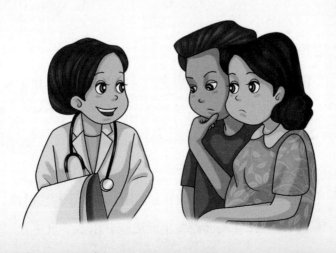

卵巢低反应有时在促排卵开始前就可以预计，例如年龄大、超声下基础卵泡数少、血清基础促卵泡激素（follicle stimulating hormone，FSH）水平高、血清 AMH 水平低等，这些通常都预示着助孕结局不佳。但也有一些卵巢低反应是在促排卵过程中才发现的，可能通过增大促排卵药物的剂量

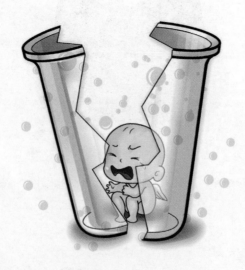

来尝试挽救，但也可能预示着助孕结局不佳。

由于低反应的卵巢即使用大剂量的促排卵药也很难起到作用，目前对于低反应还缺乏很好的治疗手段。生殖医学领域的专家们一直在探索各种不同的促排卵方案，试图改善低反应患者的助孕结局，但目前还是缺乏确切有效的治疗方法。一些辅助药物、中医中药等的联合使用，也处于探索阶段。

不过，即使预计或已经发生低反应，也不要沮丧，因为

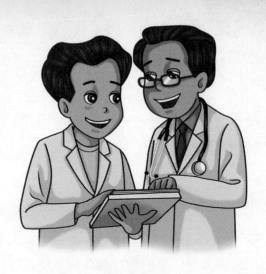

这并不代表着成功率为 0，特别是对于年轻女性，虽然成功率低于平均水平，也能有一定的成功率。而对于年龄大的女性，由于孕期流产等各种并发症发生风险增加，助孕成功率

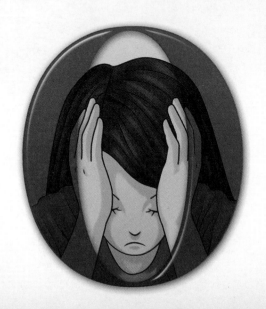

与同为低反应的年轻女性相比就要更低一些，需要与医生充分讨论、评估风险、权衡利弊后，选择是不是接受助孕治疗。

卵巢承受不了的刺激——控制性卵巢刺激后卵巢过度刺激综合征

卵巢过度刺激综合征（ovarian hyperstimulation syndrome, OHSS）是试管婴儿治疗最主要的并发症之一。之所以称为卵巢过度刺激综合征，是因为这种疾病是应用促排卵药物后，卵巢对药物产生过度反应，导致双侧卵巢多个卵泡发育，卵巢增大，毛细血管通透性异常，异常体液和蛋白质外渗进入人体第三间隙，从而引起一系列临床症状。体形瘦小

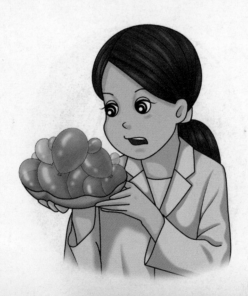

的年轻女性好发，行胚胎移植术后怀孕的患者，较未怀孕者病程长、程度重。

那么，什么情况下，提示可能发生了 OHSS 呢？

如果取卵数比较多，尤其是超过 20 枚，就要特别注意警惕 OHSS 的发生了。一般在取卵术后发生，可能感觉胃痛、腹胀，严重者甚至影响进食，并会出现尿少。由于发生 OHSS 后会出现腹水，患者可能会觉得肚子大了、裤腰紧了。有些患者还会有恶心、憋气、心慌等不舒服的感觉。

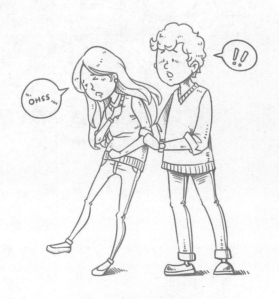

如果发生了 OHSS，又该怎么办呢？

首先还是要根据患者不舒服的程度来判断，如果只是轻微的腹胀、或者胃痛，千万要坚持高蛋白、易消化的饮食，注意适当多喝一些汤汁，例如冬瓜汤、蛋白粉冲饮等，保证足够的蛋白质摄入和尿量。一般如果 24 小时的尿量大于 1500 毫升，应该无大碍。但如果出现腹胀、严重腹痛，或者尿少，尤其是 24 小时尿量小于 500 毫升，就要警惕了，提示可能发生了重度的 OHSS，需要及时要医院就诊。由于这种疾病的特殊性，建议到能应用试管婴儿技术的医院接受治疗。

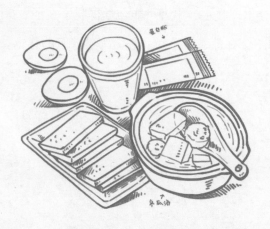

OHSS 并不可怕，它是由于多个卵泡发育、雌激素水平升高导致的，因此，这是一种"自限性"疾病，也就是说，当激素水平下降后，就会自行好转了。因此，即使是重度 OHSS，只要在医院接受适当的支持治疗，时间一到，自然就会好转了。由于怀孕后激素水平升高的时间会更长，因此，对于一些医生判断发生 OHSS 风险高的女性，医生会建议暂缓胚胎移植，以免怀孕后病程长、病情重。

需要注意的是，如果未能及时、适当地接受治疗，

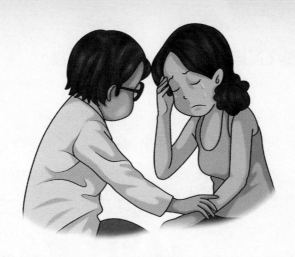

OHSS 可能造成一些全身并发症，甚至危及患者的生命。因此，OHSS 并不可怕，可怕的是没能够及时识别和处理。女性朋友们不用紧张也不用害怕，只需要及时就诊、积极配合治疗，一周左右就能好转了。

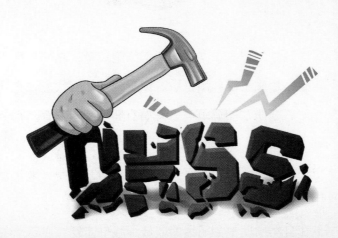

试管婴儿促排卵之后会不会提前绝经？

我们都知道，试管婴儿由于希望一次能够得到 10 枚卵母细胞，所以需要使用促排卵药物来促使多个卵泡发育。有人担心一次这么多卵泡发育了，会不会影响卵巢功能呢？会不会提前绝经呢？会不会早早就老了？

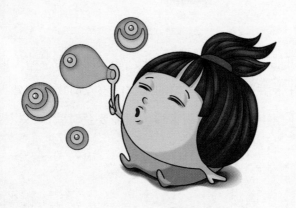

其实不必过分担心，女性的卵母细胞数量，在妈妈肚子里的时候就已经确定了。出生后，卵巢处于休眠状态，直到青春期开始，在激素的调节下，开始有卵母细胞发育。每个月经周期，都会有一批卵母细胞从"静息"状态被招募，发育过程中不断闭锁，最终只有一个发育成熟并排卵。试管婴儿治疗中使用促排卵药的目的就是通过改变体内激素水平，促使原本在自然周期中会闭锁的卵母细胞也能发育成熟。所以，并不用担心试管婴儿促排卵治疗后会影响卵巢功能甚至提前绝经。促排卵药物并不会导致储存的卵母细胞提前被招募发育，而是使原本会闭锁的卵母细胞继续发育，所以，并不会影响卵巢功能。

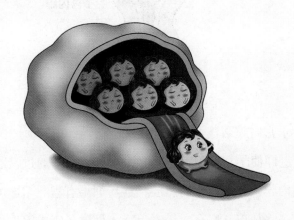

超声发现子宫内膜薄怎么办？

正常情况下，子宫内膜的厚度及形态随着月经周期激素水平不同发生变化，月经干净后子宫内膜最薄，随着卵泡的生长发育，内膜逐渐增厚。排卵后，在孕激素的作用下，子宫内膜发生转化，为胚胎的种植做好准备。所以，只有在排卵期观察到子宫内膜厚度小于 8 mm，一般才认为是子宫内膜薄。子宫内膜薄就像土地贫瘠一样，种子不易发芽，所以也可能影响怀孕。子宫内膜薄最常见的原因是宫腔手术操作，例如人工流产等，并且可能造成宫腔粘连。还有就是结

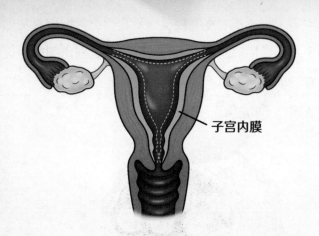

子宫内膜

核病，子宫内膜结核可能会导致宫腔粘连、内膜薄。

　　不过即使子宫内膜薄也不必太担心。可以通过宫腔镜检查确定内膜状态，有没有宫腔粘连。如果有宫腔粘连可以通过手术去除粘连，联合雌激素治疗，促进子宫内膜生长。如果手术没有发现宫腔粘连，也可以通过雌激素治疗促进内膜

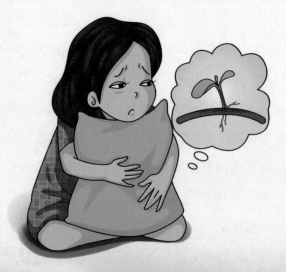

生长。即使治疗后子宫内膜厚度仍未超过 8 mm，也不代表一定不能怀孕。

　　所以，子宫内膜薄并不必太担心，到正规医院接受适当治疗，就有希望成功怀孕。

试管婴儿治疗，取卵之后为什么会没有胚胎？

　　我们知道，试管婴儿技术是将精子和卵母细胞分别取出体外，在实验室内帮助其结合，形成胚胎。精子和卵母细胞结合的过程称为"受精"，结合后称为"受精卵"。并不是所

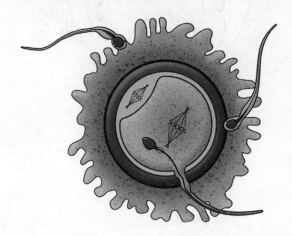

有的精子和卵母细胞都能够结合，也就是有可能不受精，或者异常受精。受精卵形成后，还需要继续发育成为"合格"的胚胎（也就是可移植胚胎），才能被移植到母体子宫内。一般是在取卵手术后的第 3 天观察胚胎情况，并不是所有的受

精卵都能发育成合格的胚胎，其中一些受精卵可能在发育的某一阶段就停滞了，并不能形成"合格"的胚胎，这样的胚胎，即使移植到子宫内，也不可能种植、怀孕（也就是没有移植价值的胚胎）。

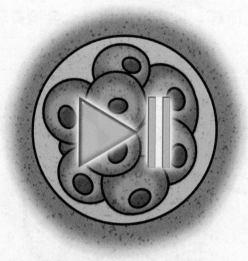

　　而受精失败和受精卵无法发育成"合格"的胚胎，在治疗过程中几乎是无法预测的。年龄大、卵巢功能减退的女性，还有一些男方精子严重异常的情况下，受精失败和无可移植胚胎形成的风险要高一些。但一些婚后多年不孕、检查也没有发现明确原因的夫妻，即所谓"不明原因不孕"的情况，也可能会发生受精失败和无可移植胚胎形成。这种情况很难预测，因为即使外观完全正常的精子和卵母细胞，也

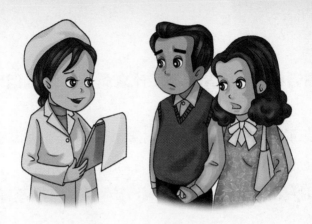

可能发生这种情况。目前实际工作中，仅能通过在显微镜下观察精子和卵母细胞的形态，来初步判断其功能。但就像不能"以貌取人"一样，这种判断方法并不是完全准确。所以，还是可能发生没有胚胎的情况。但是相对发生概率小，不必

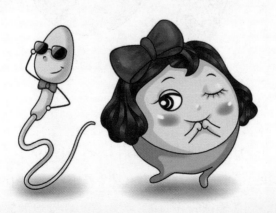

过分担心。

医生告诉我"授精失败"什么意思？怎么回事？

想了解"授精失败"，我们先要来了解一下生理状态下受精的过程。所谓受精，也就是卵母细胞和精子相结合的过程。这一过程在体内条件下通常在输卵管壶腹部进行，全过程一

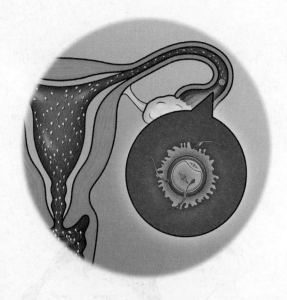

般需要 24 小时左右。

正常男性射出的精液中含有数以亿计的精子，这支"庞大的队伍"浩浩荡荡"游过"女性生殖道——经阴道、宫颈、宫腔后，到达输卵管壶腹部，与"等"在这里的卵母细胞会

合。这时，通常只有几百甚至几十条精子能够与卵母细胞会合。而最终，只有一条精子能与卵母细胞结合。卵母细胞表面有一层保护膜——透明带。一旦有一条精子穿透进入了透明带，透明带的结构就会迅速发生变化，阻止其他精子再进入。精子进入卵母细胞后，精卵各自发生一系列的变化，最

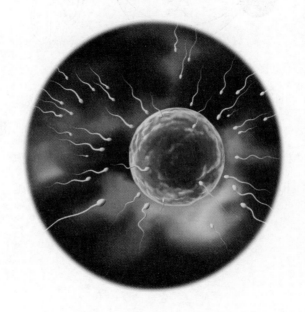

终合二为一形成胚胎，受精过程也就圆满完成了。

我们已经知道，试管婴儿主要解决了各种原因导致的精子和卵母细胞无法结合的问题，也就是所谓的"体外授精"。常用的体外授精方式有两种，一种是所谓的"常规授精"，也就是将取出体外的精子和卵母细胞放在一起，模拟体内的环境，使其自然结合。这种方法常用于男性精液正常，不孕原因主要

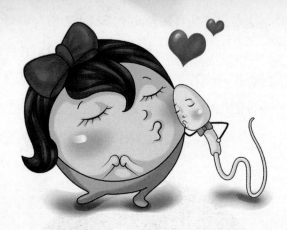

是精子和卵母细胞无法相遇，例如输卵管阻塞等情况。

另一种是所谓的"卵胞质内单精子注射"技术，也就是俗称的第二代试管婴儿技术。这种技术是用人为的方法将一条精子注入卵母细胞内，也就是帮助其进入卵母细胞。主要

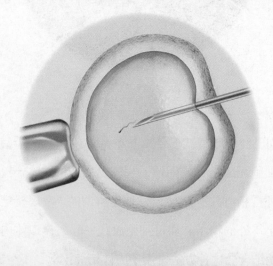

用于男方重度少弱精症，还有既往常规授精受精率低甚至不受精的患者。

　　不难理解"授精失败"就是精子和卵母细胞在体外没有结合，也就无法形成胚胎。原因有很多，可能是精子的原因，也可能是卵母细胞的原因，由于目前对受精过程中精子和卵母细胞发生的各种分子层面的变化并不完全清楚，有时候可能并不能明确授精失败的原因。

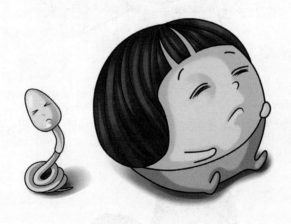

　　一旦发生授精失败，实验室的胚胎学家会根据卵母细胞的情况决定是否采取补救措施，也就是如果有合适的卵母细胞，就再进行一次卵胞质内单精子注射。也还是有可能得到好的胚胎，但也有些情况无法补救，那么也就意味着本次治疗没有能用的胚胎。

　　授精失败往往难以预计，一旦发生就可能意味着本周期治疗失败、没有可用的胚胎，对夫妻双方的打击也比较大。

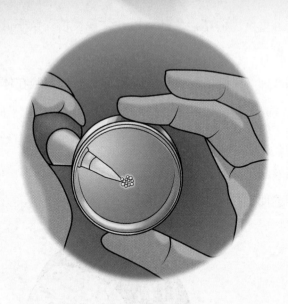

但治疗前并不必太担心，毕竟授精失败的发生率很低，即使发生授精失败也不必灰心，注意调整双方的身心状态，再次治疗，成功概率也并不低。

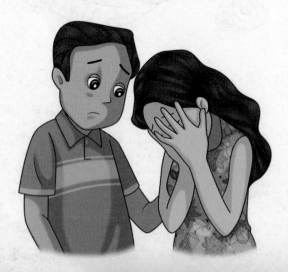

126

为什么胚胎移植之后仍然有可能不怀孕？

　　试管婴儿技术将体外形成的胚胎用很细的管子通过宫颈移植到子宫腔内，有些患者认为，既然都把胚胎放到子宫腔里了，怎么还会不怀孕呢？其实不然，就像种树一样，一定要有健康的树苗和肥沃的土地，也就是合格的胚胎和窗口

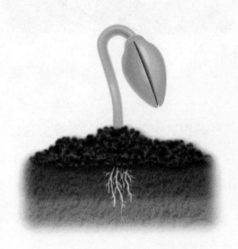

期子宫内膜。但是，有了健康的树苗和肥沃的土地，树苗也不一定能够茁壮成长。胚胎也是一样的道理。合格的胚胎移植到宫腔内，即使子宫内膜处于窗口期，胚胎也需要经历定位、黏附、侵入、种植几个步骤，然后再继续生长，任何一个步骤失败，胚胎都将无法继续生长，也就不能怀孕。可能是胚胎质量原因，也可能是子宫内膜的容受性，也就是接受

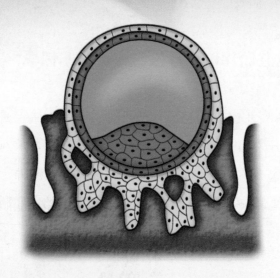

胚胎的能力异常，但目前的科学技术水平还不能完全搞清楚这个过程。

所以，即使采用试管婴儿技术进行胚胎移植，也不是一定会怀孕，移植后要等待 2 周左右才能知道是不是怀孕。在等待的过程中，一定要放松心情，避免紧张、焦虑情绪，才有利于怀孕。过度紧张焦虑的情绪会影响子宫内膜，产生

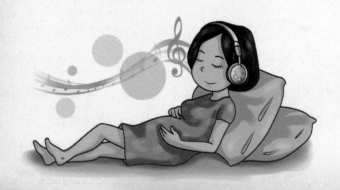

"收缩波"，对刚刚"搬家"到子宫的胚胎来说，就像大地震一样，不利于胚胎在子宫内安家。

胚胎移植后需要绝对卧床吗？

接受胚胎移植后"准妈妈"需要绝对卧床吗？当然不用。

试管婴儿技术的最终步骤是将在体外培养的胚胎移植到子宫腔内，这个过程常常被比喻成播种，胚胎是种子，子宫内膜是土壤，于是很多患者担心"种子"在"土壤"里种不稳当，于是就绝对卧床，避免任何活动。其实这样反而会由于情绪过于焦虑、紧张而影响胚胎在子宫腔内的种植。

我们先来了解一下，生理状况下，胚胎在子宫腔内的种

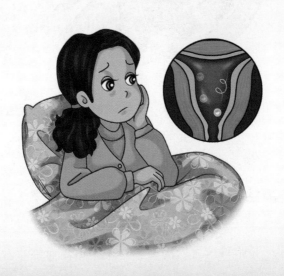

植包括定位、黏附、侵入、种植。这些发生在排卵后 1 周左右，也就是月经的中后期。如果是自然怀孕的女性，这时候甚至都没有意识到自己怀孕了，日常生活都照常进行。所以，虽然试管婴儿技术是将胚胎通过非常细的管子"放"到子宫里，但跟播种不完全一样的是，胚胎有定位、黏附、侵入、种植的能力。并不会因为日常活动而受到影响。

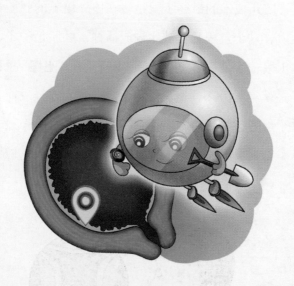

女性在胚胎移植术后保持良好的情绪状态、避免过度紧张、劳累等，是非常必要的，但是千万不要绝对卧床。

胚胎移植后有阴道出血，是不是失败了？

通常，胚胎移植之后的患者对于阴道出血都非常紧张，常常觉得出血了是不是就代表失败了，甚至有时候刚移植完就出现了阴道出血，就觉得是不是胚胎掉出来了？是不是失败了？有的甚至就心灰意冷了。

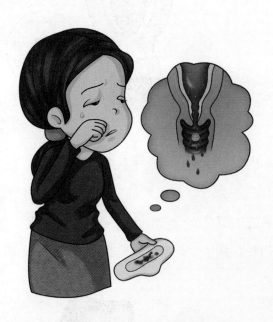

其实不必这么紧张，胚胎移植之后出现阴道出血，并不代表着失败了，还可能是以下一些情况。

首先，有些患者存在"宫颈糜烂"，这种情况下，宫颈暴露在阴道内的部分很容易出血，有的甚至平时就有同房后出血，或者在做妇科或宫颈检查的时候就有出血。这种情况下，在胚胎移植过程中，也可能会出现宫颈糜烂面的出血，在患者看来，就表现为阴道出血，量不太多，可能是鲜红的，也可能是暗红的，在胚胎移植之后就会出现。绝大多数都会

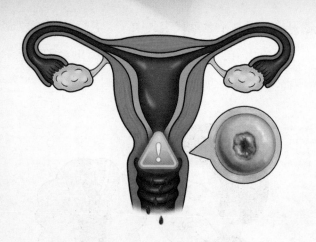

在短时间内自行停止，所以并不必担心。

还有一些患者，在放置胚胎移植管的时候，由于从宫颈进入宫腔的道路比较"曲折"，也可能会出现少量的出血，但不必担心，移植管是非常细、非常软的管子，所以并不会

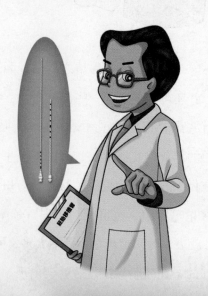

造成严重的创伤或者大量出血。这种情况下，移植术后可能会有少量的阴道出血，但很快就会停止了，也不必担心。

另外一种可能的情况是所谓的"着床出血"，也就是胚胎在黏附于子宫内膜的过程中发生少量出血。可能发生在胚胎移植术后几天，量不多，大多为淡淡的出血，也大可不必过分担心。

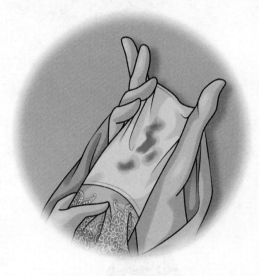

当然，还有一些患者可能阴道出血呈鲜红色，出血量甚至像月经量一样多。这也并不一定代表着失败了。还是要到医院就诊，并进行血 hCG 的检查，明确到底有没有怀孕。有时候只是先兆流产，如果自行停药或用药物治疗，可能反而影响怀孕。还有的可能是发生了宫外孕，如果以为是失败了而自行停药不就诊，可能不能及时发现病情，可能出现之后发生宫外孕

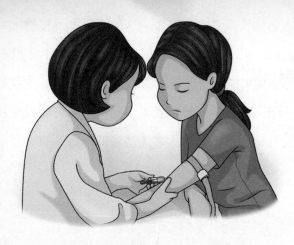

破裂出血等紧急情况，甚至造成危及生命的紧急情况。

所以，胚胎移植后出现阴道出血一定不要惊慌，如果量不多，也没有肚子疼等不舒服，不必过于紧张，可以自己观察一下，如果出血停止了，也没有别的不舒服，就更不必太担心了。但如果出血量多，甚至比平时月经还多，或者有肚子疼等不舒服，就要及时到医院就诊。

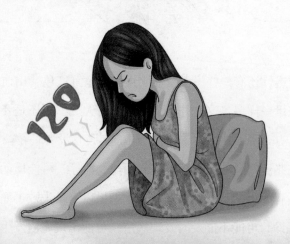

134

胚胎移植后对睡眠姿势有要求吗？

胚胎移植后对患者的睡眠姿势有要求吗？答案是没有任何要求。

胚胎是通过非常细的小管子植入子宫腔内，胚胎在子宫内膜定位、黏附、侵入和种植。这个过程目前的科学技术水平还无法完全搞清楚，但可以肯定的是，这个过程并不受到日常生活的影响，当然也不会要求特定的睡眠姿势。

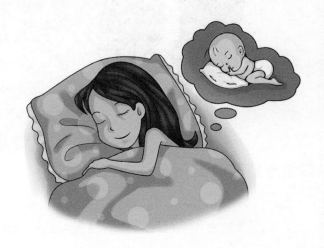

正常情况下，入睡时是可以调整睡眠姿势的，但熟睡时睡眠的姿势就不受自身的意识控制了。过于纠结睡眠的姿势可能影响睡眠质量、无法好好休息，反而可能影响胚胎的生

长、发育。

胚胎移植术后最重要的就是放松，一定要尽量放松身心，千万不要过度焦虑、紧张。以轻松、愉悦的心情度过这段时间，才是提高成功率的最佳办法。

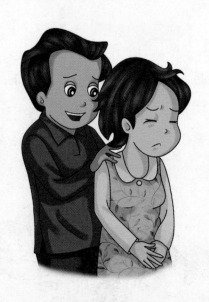

胚胎移植术后为什么还会发生宫外孕?

我们常常用播种来比喻胚胎移植的过程，就像把种子（胚胎）种到土地里（子宫）。胚胎在子宫腔里生长发育就像种子在土地里生根发芽。那么，胚胎移植术既然都已经把胚胎植入到子宫腔内了，怎么还会发生宫外孕呢?

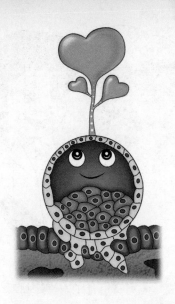

　　首先，我们先来了解一下什么是宫外孕。宫外孕是"异位妊娠"的俗称，所谓异位妊娠，也就是胚胎没有生长在正常的位置，也就无法正常地发育到足月。子宫腔内是正常的位置，异常的位置最常见于和子宫腔相通的部位，也就是"宫外"，最常见的是输卵管，输卵管妊娠是最常见的异位妊娠。另外还有一些部位例如卵巢、盆腹腔等。除此之外，其实子宫腔内也有一些部位是不适合胚胎生长的，例如宫角，还有宫颈管内，也就是宫角妊娠和宫颈妊娠。所以说，宫外孕更准确的名称应该是异位妊娠，异常的部位包括子宫腔内的一些位置和子宫腔外的位置。

　　那么，既然胚胎移植术把胚胎移植进子宫腔，为什么还

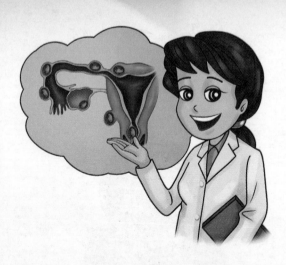

会发生异位妊娠呢？其实，胚胎在子宫内膜种植的过程，跟种子生根发芽的过程并不完全相同。播种的种子会在原地生根发芽，但胚胎并不是。胚胎在植入的过程中经历定位、黏

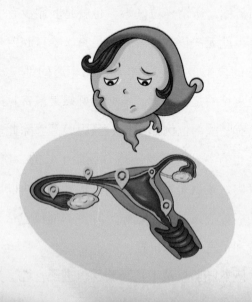

附、侵入和种植。也就是说，胚胎是可以游走，并自己选择种植部位的。也就是说，虽然胚胎移植术把胚胎植入了宫腔，胚胎还可以游走，自己选择种植的部位。所以，也可能发生异位妊娠。

不仅如此，与自然怀孕的女性相比，经过试管婴儿技术治疗的女性，宫外孕的发生率较高，可能由于试管婴儿技术通常移植 2 个或 3 个胚胎，还有一些患者存在宫外孕的高危因素，例如盆腔炎症、输卵管病变，或者子宫内膜容受性异常等，都会增加宫外孕的发生率。

目前还缺乏有效的措施能完全避免宫外孕的发生，但也不必过度紧张，保持轻松、愉悦的心情才能有助于提高成功率。

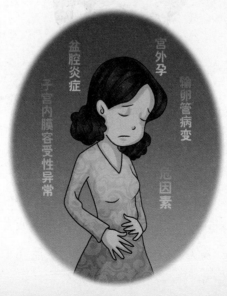

胚胎移植后侧卧会不会导致宫外孕？

胚胎移植后，如果采取侧卧的睡眠姿势，会导致宫外孕吗？当然不会。

我们已经了解了所谓宫外孕就是胚胎种植在了宫腔内正常位置以外的地方。胚胎移植术后的女性担心，术后侧卧会

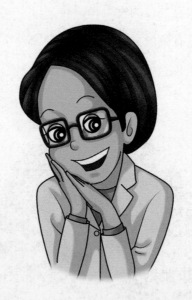

不会因为重力作用导致胚胎容易游走到宫角或者输卵管这些异常部位呢？其实大可放心，不会的。胚胎几乎是肉眼不可

见的，重力的影响也就基本可以忽略不计。胚胎是能够自主选择种植部位的。目前的技术水平还不清楚这个自主选择种植部位的过程究竟受哪些因素影响，但可以肯定的是，绝对不会受到睡眠姿势的影响。所以，肯定不会因为胚胎移植术后的睡眠姿势导致宫外孕。

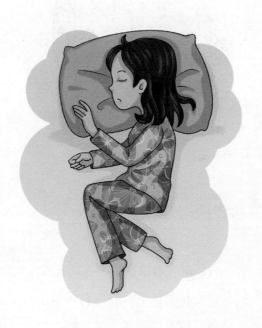

而且，在熟睡以后，睡眠姿势是无法自主控制的，如果太纠结睡眠姿势，可能反而会影响休息，影响成功率。

切记胚胎移植术后最重要的就是放松心情，保持轻松、愉悦的情绪，才最有助于怀孕。

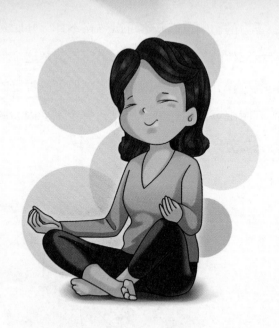

胚胎移植后能洗澡吗？

　　患者接受胚胎移植后能洗澡吗？答案是肯定的。

　　胚胎移植术后是胚胎在子宫腔内着床的重要时期，因此一些患者非常紧张，许多日常活动都不敢进行，生怕有任何闪失，影响胚胎着床。实际上完全不必这么紧张。

　　生理状态下，胚胎着床发生在排卵术后 1 周左右，如果月经规律（28 天），胚胎着床会发生在月经来潮的 20 天左右。也就是说，这时候女性通常还没有意识到自己怀孕了，日常生活都是正常进行的。

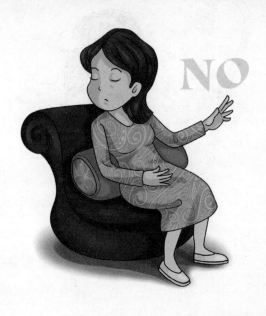

　　IVF 治疗、胚胎移植术后，由于经历了促排卵治疗、取卵手术，卵巢体积较生理周期明显增大，而且取卵手术是有创操作，所以有一些注意事项，包括：避免剧烈运动或突然的姿势改变，以免增加卵巢扭转的概率。适当加强营养。如果洗澡，应淋浴，不要盆浴或泡温泉等。同时一定要注意保暖，避免受凉、感冒等抵抗力下降的情况，以免增加感染风险。

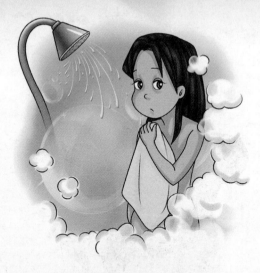

对于试管婴儿胚胎移植术后的注意事项，医院的医生、护士会进行相应的宣教。这些注意事项肯定不会影响正常的日常生活，切忌过分紧张，以免影响胚胎正常的生长、发育。一定要保持轻松的心态、愉悦的心情，尽量放轻松。

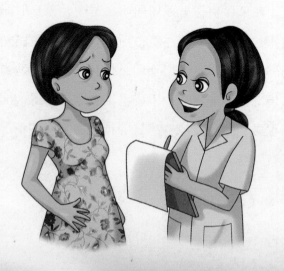

试管婴儿能不能要求怀双胞胎?

做试管婴儿时能向医生要求怀双胞胎吗? 答案是否定的。

首先,双胎妊娠怀孕期间发生各种并发症的风险是显著高于单胎妊娠的,例如妊娠期糖尿病、高血压、流产、早产,以及早产儿的各种并发症。所以,从孕期及围生期安全性的角度,医生通常不建议怀双胎。尤其是一些有高危因素的人

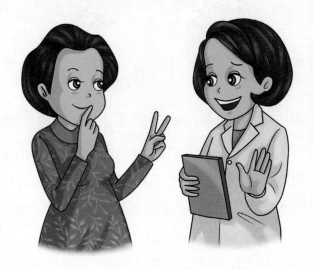

群,例如高龄(年龄大于 35 岁),本身有高血压、糖尿病或其他系统慢性疾病的人群,有过剖宫产、子宫肌瘤剔除等子宫手术史的人群,有宫颈锥切等宫颈手术史或者既往有过大

月份流产史的人群，以及身材瘦小的女性，更加不建议怀双胎。有的甚至会建议只移植一枚胚胎（或囊胚），进一步降低怀双胎的风险。如果怀了双胎，还会建议减胎（也就是通过手术将多胎减灭为单胎）。

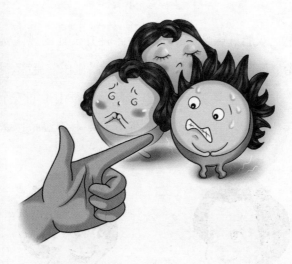

另外，从试管婴儿的角度，并不是移植几个胚胎就能怀几胎。在试管婴儿开展的早期，曾经为了增加成功率而移植多个胚胎（三个甚至更多）。但通过经验的积累，医生发现移植多个胚胎并不能提高怀孕成功率，反而会增加多胎妊娠的风险，影响妊娠结局。我国目前的法律法规也规定：初次接受 IVF 治疗，年龄小于 35 岁的女性，最多只能移植 2 个胚胎，而既往有 IVF 治疗失败史或年龄超过 35 岁者，最多可以移植 3 个胚胎。目前国内外的趋势都是单个胚胎 / 囊胚移植的比例越来越高，以增加 IVF 治疗的安全性。

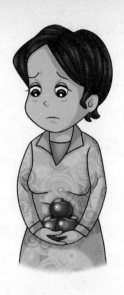

最后，医生可以决定移植胚胎的个数，但移植的胚胎数并不等于怀孕的胎儿数。也就是说，例如移植了 2 枚胚胎，并不等于一定会怀双胞胎。试管婴儿技术的目的是帮助不孕

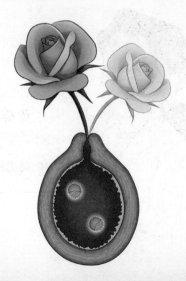

症夫妻怀孕，而不是为了怀双胎。

所以，在试管婴儿治疗过程中，技术上无法保证怀双胎，从安全角度也不应该要求怀双胎。

黄体功能不全及黄体支持

所谓黄体，是女性正常月经周期中，排卵后残余的卵泡形成的。之所以称为黄体，是因为这种组织是黄色的。黄体的最主要作用是分泌雌激素、孕激素，以保证子宫内膜转变为"肥沃的土壤"，等待胚胎的种植。同时，在胚胎种植到妈妈的子宫后，还需要黄体分泌激素的继续支持，直到怀孕的8周左右。如果没有怀孕，排卵后2周左右，黄体就会萎

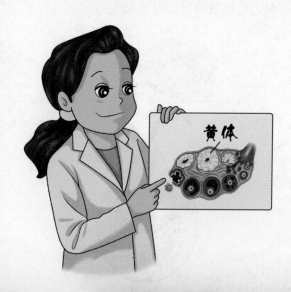

缩，雌激素、孕激素水平随之下降，不再能够维持"肥沃的土壤"，内膜脱落、出血，也就是月经来潮。因此，正常的黄体功能，是维持正常怀孕的必要条件之一。

黄体功能不全，顾名思义，也就是黄体的功能不足，分泌的激素不足以维持正常的怀孕。在接受试管婴儿治疗的女性中，一部分女性本身存在黄体功能不全，而试管婴儿治疗过程中需要接受控制性卵巢刺激及取卵，都会影响黄体功能，导致黄体功能不全。所以，行试管婴儿助孕的女性，都需要进行黄体支持。通常在取卵术后开始用药，直到怀孕的 8～10 周。

文献记载公元前 2 世纪，中国人就能从人的尿液中提取性激素和垂体激素，命名为"秋石"，并用于临床治疗。

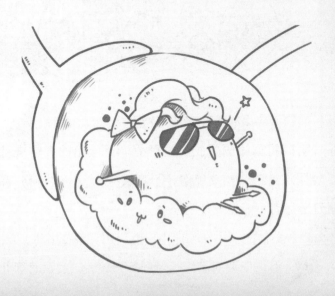

1200年后西方学者开始在中国研究记载的基础上继续发展性研究。随着药物制造工艺及制备技术的提高，从20世纪40年代起人工合成孕激素在临床广泛应用，再到天然黄体酮，种类繁多，制剂类型多样，临床药物选择及治疗方案也有多种选择。由于进口、国产药物价格差距较大，患者可以根据自己的经济条件，选择适合的黄体支持药物。

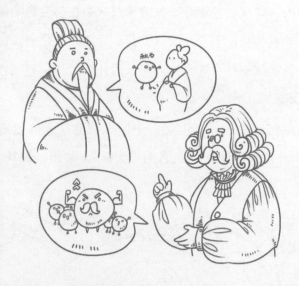

目前临床应用的黄体支持药物主要有以下几种。

1.阴道用黄体酮凝胶　是目前广泛应用的黄体支持药物。经阴道给药，疗效确切，不良反应少。但是价格较高，而且部分患者可能出现外阴瘙痒。

2.口服黄体酮　也在临床中广泛应用。口服用药，方便、疗效确切。但由于大剂量用药对肝负担较大，在试管婴儿治疗中多需要结合阴道或肌肉用药。

3.肌肉注射黄体酮　是最传统的黄体支持药物。价格便宜、疗效确切。但是需要肌肉注射，有一定痛苦，而且长时间、大剂量用药后，可能会出现注射部位的无菌性炎症，导致肿胀，甚至感染、破溃、肌肉萎缩等，给患者带来额外的痛苦。

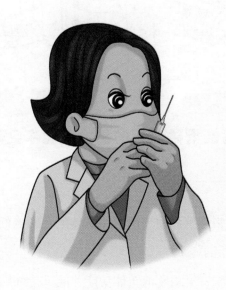

需要强调的是，怀孕的早期，同时是一个"自然选择"的过程，胚胎本身是不是健康、强壮，起着决定性的作用。目前常用的黄体支持方案，都能够保证妊娠的需要。患者只需要按照医生选择的方案、处方用药，注意休息、适当活动，特别是放松心情，最好每天在同一时间段用药，以保证稳定的激素水平，千万不要随意自行更改用药方案，以免造成不良影响。

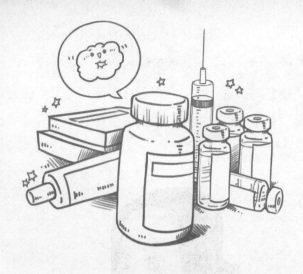

胚胎移植后使用阴道用的黄体酮会不会影响成功率？

女性在胚胎移植后使用阴道用黄体酮会影响妊娠成功率吗？答案是肯定不会。

怀孕早期需要有正常的黄体功能才能维持妊娠，试管婴儿治疗会存在一定程度的黄体功能不全，也就是女性自身的黄体功能不足以维持正常妊娠。所以，在胚胎移植术后需要黄体支持。传统的黄体支持方法是肌肉注射黄体酮注射液，使用时间长，效果确切而且价格低廉，但问题是肌内注射有肝"首过"效应，可能影响药效，而且由于制药工艺的限制，可能由于吸收不良，在注射部位形成硬结。最常用的注射部位是臀部，可能形成臀部"无菌性筋膜炎"，表现为注射部位的红、肿、痛，甚至需要进一步治疗，给生活带来很大不便，除本身肌肉注射的痛苦外，还造成了额外的痛苦。

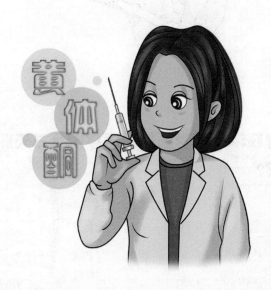

随着药物制剂技术的进步，现在有阴道用的黄体酮制剂，包括阴道用的黄体酮胶丸或黄体酮凝胶。一些女性朋友担心胚胎移植术后阴道用药会不会对怀孕有影响，非常忌讳阴道用药。实际上阴道用药的优势在于局部吸收率高，直接作用于子宫内膜，几乎无全身副作用。

已经有很多临床观察研究证实了阴道用黄体酮的安全性和有效性，所以完全不必过多地担心、紧张。只要按说明书要求用药，一定能达到预期的效果。

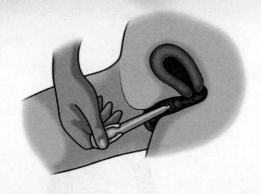

什么是囊胚移植？囊胚移植跟移植第三天胚胎有区别吗？

"囊胚"是对胚胎发育到一个特定阶段的称谓。

我们先来简单了解一下胚胎的发育过程。卵母细胞和精子结合形成受精卵，受精卵进一步分裂、发育，不断地一分为二，2细胞、4细胞、8细胞，以此类推，细胞数呈"几何级数"方式生长。受精后72小时，分裂成12～16个细胞的实心团，称桑葚胚，生理状态下，也就是受精卵"游走"至子宫腔，开始着床的时间。受精后约96小时，发育成为囊胚，也就是有个小囊腔的细胞团。然后进一步地生长、分化、发育，成为胎儿。

所谓的囊胚移植，也就是移植"囊胚"阶段的胚胎。与生理状态不同，试管婴儿技术将卵母细胞和精子分别取出体

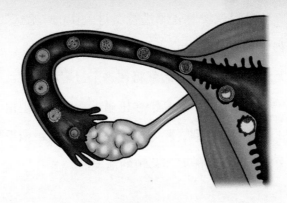

外，在体外结合后形成受精卵，并将受精卵在体外进一步培养。一般说的移植第三天的胚胎，也就是指受精后培养到第3天的胚胎。而所谓的囊胚培养，也就是将第三天的胚胎继续在体外培养2～3天，使胚胎发育到囊胚阶段。

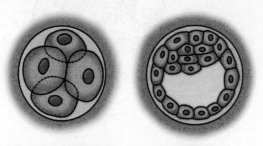

第三天的胚胎 ➡ 囊胚

将第三天胚胎培养至囊胚的阶段相当于对胚胎生长发育潜能的初步筛选。目前对胚胎质量的评价仅停留于观察"外观"，根据显微镜下的形态来判断胚胎质量。就像"以貌取人"不一定准确一样，仅凭外观评价胚胎质量也不一定准确。

囊胚培养的过程就像对胚胎进行了进一步的"筛选"。在培养的过程中，有分化发育潜能的胚胎将继续发育，而质量欠佳、无法继续发育的胚胎就将在这个过程中被淘汰。临床上，囊胚移植的成功率要高于移植第三天胚胎，但由于并不是所有胚胎都能发育到囊胚阶段，囊胚移植有可能发生所有胚胎均未发育，而只能取消移植的情况。

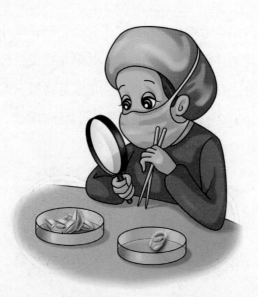

近年来，由于实验室技术的提高以及对单胎妊娠的重视，囊胚移植应用也越来越广泛，但并不适用于所有人，需要医生根据患者的情况进行个体化的选择。

试管婴儿怀孕后孕酮低怎么办？

怀孕后，早期孕酮主要是卵巢排卵后的黄体合成的。因此，孕酮水平在一定程度上能反映怀孕的状态，而孕酮水平不足也可能导致流产等不良的妊娠结局。

由于试管婴儿治疗后会存在黄体功能不全，所以需要额外用药进行黄体支持，但并不常规进行血清孕酮水平的检查。有些女性朋友担心药量不够，会要求进行血清孕酮水平的检测。有时候孕酮水平会低于化验单上的正常值，或者跟别人互相比较时，发现自己的孕酮值低，就十分紧张，害怕影响怀孕，甚至自己自行加药。

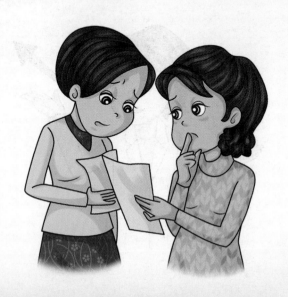

其实完全不必担心，首先医生开的药量肯定都是足够的。其次，不同医院、不同化验室的检测方法可能存在差异，甚至有的单位化验结果的单位都是不同的，所以并没有什么可比性。最后，有些药物并不增加血液中孕酮水平。例如肌肉注射或者一些口服的黄体酮是能够增加血液中孕酮水平的，也就是用了这些药，可以使化验中血清孕酮水平升高。但现在常用的阴道用黄体酮和一些口服黄体酮，由于其作用特性和化学结构的特点，是无法表现出血清孕酮水平升高的。

所以完全不必进行血清孕酮检查，也当然不必纠结于结果的高低。

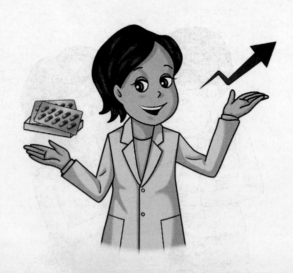

什么是生化妊娠?

所谓生化妊娠,就是指通过血清绒毛膜促性腺激素(hCG)水平的检查发现妊娠,但超声并不能发现妊娠囊的部位,hCG 水平一过性升高后又下降到正常的过程。也就是只有"生化指标"证实怀孕,而没有影像学指标,最终 hCG 水平下降。一般都由于胚胎因素无法继续生长发育。

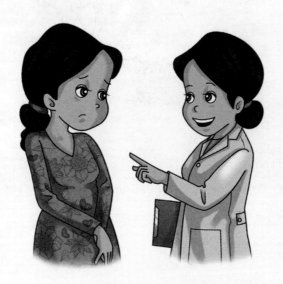

卵母细胞和精子在输卵管结合后形成受精卵,受精卵边发育边游走,回到宫腔。一般受精卵形成一周后开始分泌 hCG,随着受精卵的发育,hCG 水平也越来越高。但若是受精卵没能正常地种植在子宫腔,就可能无法继续发育。自然怀孕的女性中，生化妊娠并不少见，只是有些仅表现为月经推迟几天，之后月经来潮，以至于很多女性并没有意识到自己怀孕了。

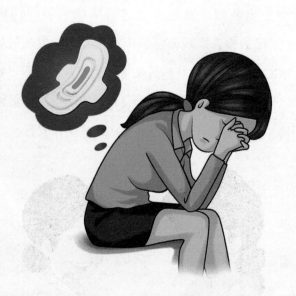

与自然妊娠女性相比，试管婴儿治疗后女性检测 hCG 的时间较早，也更容易发现生化妊娠。生化妊娠大多是由于胚胎异常自然选择、优胜劣汰的结果，所以即使发生生化妊娠也不必太过担心。

胚胎移植后阴道有液体流出来，是不是胚胎掉出来了？

胚胎移植术后可能会有少量阴道流液，不必担心，肯定不是胚胎掉出来了。

　　试管婴儿取卵后需要应用药物进行黄体支持，一些阴道用黄体酮药物可能会导致阴道分泌物增多，可能感觉像阴道

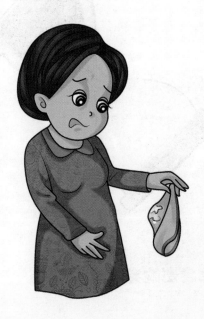

排液。而且，胚胎移植手术需要用生理盐水清洁阴道和宫颈，之后也可能会有少量阴道排液。胚胎非常小，而且和子宫内膜之间有"黏附"作用，而且子宫内膜前后壁是贴合的，肯定不会出现日常活动中胚胎"掉"出来的情况。

　　而且，生理状况下，胚胎种植在子宫内膜发生在排卵后1周左右，这时女性甚至还不知道自己已经怀孕了，都是正常进行日常活动的。胚胎移植术后要保持轻松愉快的心情，切忌过度紧张、焦虑。

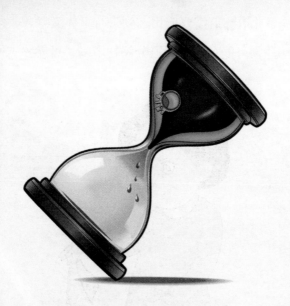

做试管婴儿会影响身体健康吗?

试管婴儿作为一项医疗手段,自然会有一些风险,主要包括以下几个方面。

1.促排卵治疗 促排卵治疗的目的是通过使用促排卵药促进多个卵泡发育,以得到多个胚胎。促排卵本身对身体健康并没有太大影响,但一些情况下可能出现对促排卵药物的"高反应"。也就是卵巢有超出预计的多个卵泡发育,导致卵巢过度刺激综合征(OHSS)的发生。取卵前可能仅有腹胀、

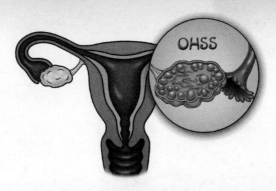

胃部不适，取卵后还可能出现尿量减少，以及血液浓缩、高凝状态，甚至会影响肝、肾等重要器官的功能，甚至发生血栓栓塞等严重情况，危及身体健康。

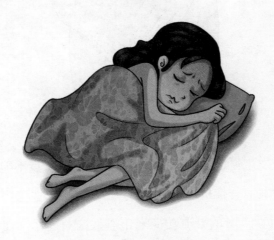

2.取卵手术　取卵手术是在超声的监测下，用穿刺针经阴道穿刺卵巢内发育的卵泡。用负压吸引出卵泡内的卵泡液，再由实验室人员在显微镜下寻找卵母细胞。穿刺手术是"有创操作"，会对身体造成创伤，创伤的程度根据手术不同有轻有重。取卵手术属于微创操作，即手术本身对身体创伤很小，但除手术本身外，还可能会发生一些并发症，可能对身体造成额外的伤害。取卵手术常见的并发症包括出血（腹腔内的穿刺点出血或者阴道穿刺点出血）、感染，以及周围器官的损伤（例如膀胱、肠管）。

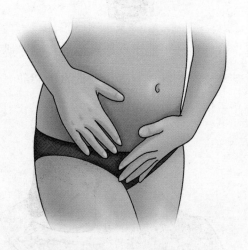

　　其中发生率最高的是出血，腹腔内的穿刺点不能像平时抽血的穿刺点一样按压止血，所以穿刺之后多少会有点儿出血，之后靠自身的凝血功能来止血。这一过程存在个体差异，一般来讲出血不多，但也可能出现出血多的情况，一般用药物可以帮助止血，但罕见情况下，如果出血严重，可能需要手术。

　　感染是比较少见的情况，医生会建议手术后口服抗生素预防感染，但可能由于手术创伤抵抗力降低，或者盆腔情况

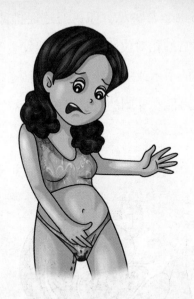

复杂，例如既往有盆腔感染的病史，或者盆腔有囊肿等，增加感染的风险。表现为取卵术后腹痛、发热等，有时需要静脉滴注抗生素，甚至需要手术去除感染病灶。

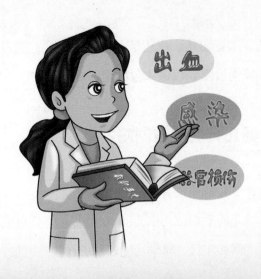

器官损伤也非常少见。卵巢经过促排卵治疗后体积增大，与周围器官的相对位置关系也可能发生改变；还有一些女性由于以前的手术或疾病导致盆腔的粘连，也可能改变卵巢的位置，就可能在穿刺的时候损伤邻近器官，其中最常见的是损伤膀胱。

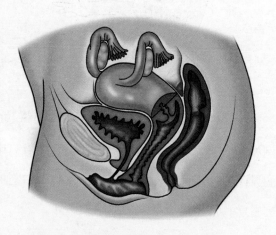

所以，试管婴儿治疗还是有一定的风险，所以一定要在正规医院接受治疗，以最大限度地保证安全性。

做试管婴儿有次数限制吗？

做试管婴儿目前没有明确的次数限制。

试管婴儿的平均成功率为40%左右，但是根据个体情况有所不同。例如年轻、卵巢功能好、子宫状态也很好的女性，成功率甚至能高达 70%～80%，但是年龄大、卵巢功能差、子宫特别是内膜异常的患者，最坏情况可能成功率低于 5%，甚至更低。根据基本的数学原理我们都能理解，成功率并不会随着次数的增多而升高。所以，并不是坚持做下去就一定能成功。而且，这里的成功率是指成功怀孕，孕期还可能发生各种并发症，有些女性的身体状况可能并不适合怀孕，这些都是在做试管婴儿前需要进行评估的。

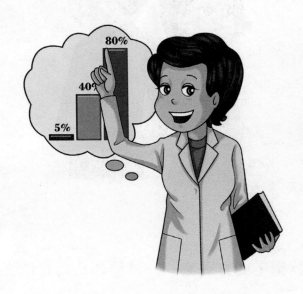

　　而且，促排卵治疗、取卵手术，都有一定的风险，可能对健康造成损害。有些夫妻在治疗过程中发现一些问题，经治疗改善后就成功怀孕了，但有些夫妻可能并不能找到失败的原因，或者有一些目前医疗手段无法改善的原因影响成

功，例如年龄大、卵巢功能减退等。所以，虽然没有明确的次数限制，一次两次失败也不要灰心丧气，但若是多次失败，尤其是存在一些明确降低成功率又无法改善的情况时，可能医生会建议不再进行试管婴儿治疗。

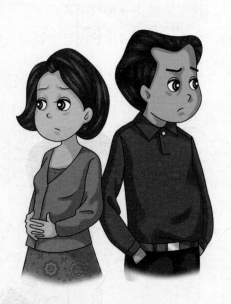

胚胎找错了地方安家——试管婴儿后异位妊娠

种子在恰当的时机种在肥沃的土地里，才能正常生长。怀孕也是一样，胚胎就像种子，子宫内膜就是土地，胚胎需要在合适的时机，种植在子宫内膜合适的部位，才能茁壮生长。如果种植在异常部位，是无法正常生长的，也就是"异

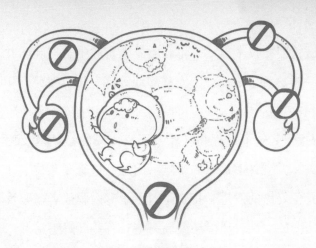

位妊娠",甚至还可能给母亲带来危险。

大家都知道,试管婴儿技术是将体外形成的胚胎放入宫腔里,这样难道还会发生异位妊娠么?很遗憾,目前,无论应用哪种技术助孕,都无法避免异位妊娠的发生。而且,试管婴儿通常要移植 1~2 个胚胎,异位妊娠的风险还要略高

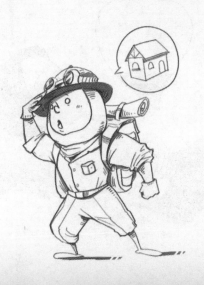

于自然怀孕。

　　试管婴儿技术虽然是将胚胎放入宫腔中，但胚胎并非像种子一样，种下之后就安安静静地等待生长、发芽。胚胎不是停留在宫腔内不动的，而是会自行"游走"，选择适的位置"安家"。这个过程与胚胎及子宫内膜的特性以及相互作用有关，并受许多因素的影响。因此，试管婴儿技术并不能避免异位妊娠的发生，特别是对于子宫内膜或者输卵管本身存在病变的女性，风险还要高一些。有些准妈妈觉得，既然胚胎已经放到了宫腔里，如果能够一动不动，是不是胚胎也就能"乖乖地"在子宫里安家了？也不是这样的，胚胎的"游走"过程与母亲本身是否运动，或者采取什么姿势、体位并没有一定的关系。反而是过度紧张可能影响内膜接受胚胎的

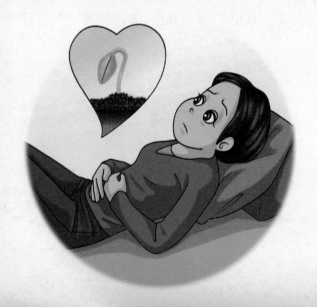

能力。因此，胚胎移植术后我们更强调放松心情、正常地工作、生活，只要不进行剧烈运动，不要太劳累就可以了。

特别需要提醒的是，如果移植术后怀孕了，但出现突然发生的剧烈下腹痛，还可能伴有肛门坠胀、头晕乏力、心慌等，一定要就近到大医院就医。特别需要向医生告知是试管婴儿助孕后怀孕。因为，试管婴儿助孕后怀孕，多部位、复杂的异位妊娠发生率高于自然怀孕。完整地向医生告知病史，有助于医生及时、恰当地对病情进行诊治。

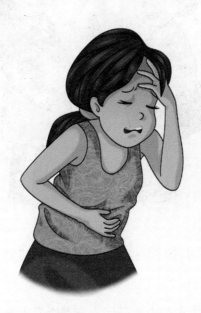

胚胎住得不安稳——先兆流产及保胎

妊娠于 28 周前终止者均称为流产。流产可分为：先兆流产、难免流产等许多种类。最常见的是先兆流产，也就是出现了一些流产相关的症状，例如少量的阴道出血，可能还有轻微的腹痛，但并未发生流产。一些孕妇经过适当休息、保胎治疗，各种症状好转，转危为安。而另一些孕妇则可能会进一步发展成为难免流产，无法继续妊娠。

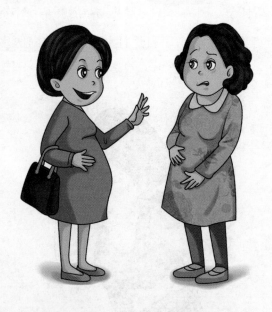

根据发生的时间不同，怀孕 12 周以前发生的流产称为早期流产，怀孕 12 周以后发生的称为晚期流产。

早期流产大多是由于胚胎本身的因素引起的，超过 90% 是染色体异常导致胚胎无法继续生长，造成流产，也是一个"自然选择"的过程。因此发生早期先兆流产的孕妇，最主要的是注意休息、避免剧烈运动或性生活，同时保持心情舒

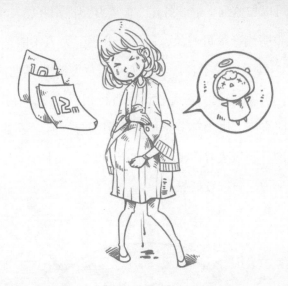

畅，避免过度紧张、焦虑。可以根据医生的建议，适当进行药物保胎治疗，但需要强调的是，保胎药并不是万能的。还需要根据胚胎发育的情况进行相应处理，若 B 超提示胚胎存

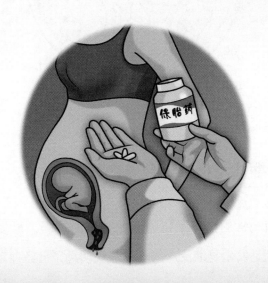

活，则可以在监测下继续妊娠，但若B超提示胚胎发育不良，则可能表明流产不可避免，需终止妊娠。万万不能一味地保胎治疗，以免造成不良影响。如果是反复发生早期流产（2次或以上），应及时到医院就诊，进行相应检查，寻找原因。

晚期流产，则大部分是母体原因引起，所以需要及时到产科就诊，积极去除可能导致流产的原因，针对病因积极处理，以尽力保障继续妊娠。

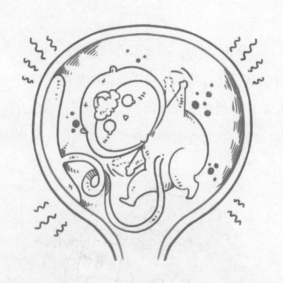

做试管婴儿为什么还会流产？

我们经常用播种来比喻胚胎移植的过程，很多人不理解，特别是发生早期流产的女性，明明种子已经种到土地里了，为什么还会没有了呢？试管婴儿已经把胚胎放到子宫里了，为什么还会流产呢？

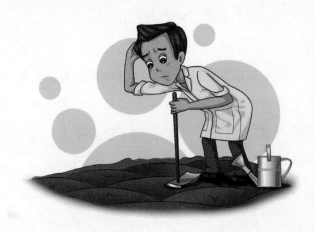

实际上胚胎在子宫内膜种植的过程要比种子播种的过程复杂得多。种子播种在土地里就会吸收土壤中的养分，然后生根发芽。胚胎移植到子宫腔内之后，有一个自主定位、黏

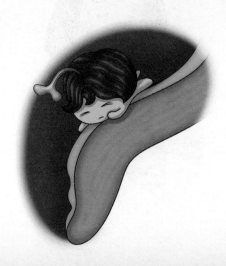

附、侵入、种植的过程，只有发生了黏附、侵入、种植，才是迈向了"播种"成功的第一步。如果没能正常种植，也就是没有怀孕，或者发生所谓的"生化妊娠"。

跟自然怀孕一样，胚胎在发育的过程中，由于胚胎自身原因或者宫腔环境因素等，都可能会停止发育，也就可能会发生自然流产。特别是对于年龄大、卵巢功能减退、宫腔环境或子宫内膜存在病变的女性，除了助孕成功率低之外，发生流产的概率也可能增加。

所以，即使是试管婴儿助孕，在怀孕后也可能发生自然流产。

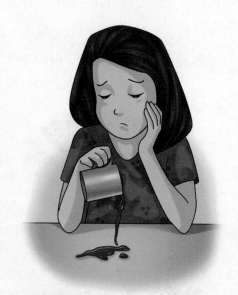

房子太拥挤——试管婴儿后医源性多胎妊娠

多胎妊娠，大家都很熟悉，也就是一次怀孕怀了 2 个或以上的胎儿。我们人类绝大多数是单胎妊娠，也就是一次怀孕只怀一个孩子，多胎妊娠的发生率很低。但随着各种助孕技术的广泛开展，在帮助许许多多的女性成为妈妈的同时，也增加了多胎妊娠的发生率。

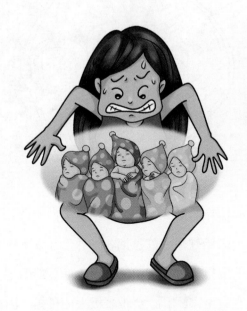

绝大多数情况下，一个孩子"住"在一间"屋子"（子宫）里，环境适宜，大小恰当，可以舒舒服服地长大。孩子越多，"屋子"里的地方也就越拥挤，妈妈需要提供的养分也就越

多，会对妈妈的身体造成极大负担，"屋子"地方不够住了，还可能会提前出生，来到这个世界。因此，多胎妊娠无论从宝宝的角度，还是从妈妈的角度，其危险性都比单胎妊娠高。尤其是三胎及以上的多胞胎，流产、早产，以及一些妊娠期疾病（例如高血压、糖尿病等）的发生率都比单胎妊娠高，甚至可能影响宝宝和妈妈的生命安全，导致不良结局。

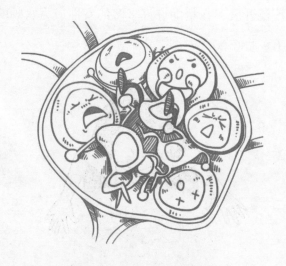

助孕技术治疗的最终目标是让不孕夫妇们有一个健康的孩子出生，而多胎妊娠，妊娠期各种并发症发生率高，新生儿各种疾病的发生率也高于单胎妊娠，并可能给母婴健康带来极大的危害，给家庭和社会带来极大的负担。因此，在助孕治疗中，要尽量减少甚至避免多胎妊娠的发生。

虽然网络上和媒体上都会有一些三胞胎、四胞胎等的报道，但是，一些个案是不能代表整体情况的，更多家庭为此

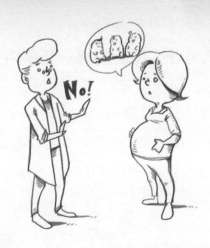

遭受了很大痛苦，甚至遭受了难以弥补的损失。女性朋友们千万不能抱有侥幸心理，以免造成难以挽回的损失。如果怀了多胞胎，尤其是三胎及以上的多胞胎，一定要接受手术治疗，通过手术减多胎为单胎，最多保留两个胎儿，以保证母儿安全。

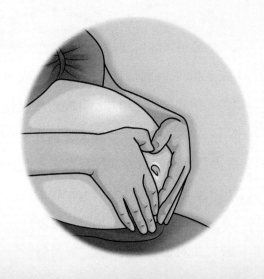

做试管婴儿为什么还会出现胎儿畸形？

有很多人担心做试管婴儿是不是会增加胎儿畸形的概率，也有不少人想通过试管婴儿技术挑选一个"完美宝宝"。那为什么经过试管婴儿治疗后怀孕还是可能会出现胎儿畸形呢？

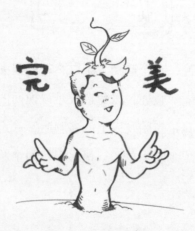

试管婴儿虽然模拟了体内受精的过程，但毕竟体外环境和母体内并不完全相同，而且对精子、卵母细胞和胚胎都有一些操作，很多人担心这些会增加胎儿畸形率或者新生儿生长发育过程中出现异常的概率。事实上，试管婴儿技术开展近40年来，世界范围内的研究都没有发现试管婴儿治疗后胎儿畸形或者出生缺陷及其他生长发育问题的风险增高。发生这些风险的概率，和自然怀孕的风险是相似的。

那么，试管婴儿到底能不能挑选"完美宝宝"呢？技术

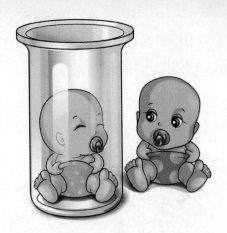

上，为了一些患有遗传性疾病或者有遗传病家族史的夫妻能够解决后代患病的问题，试管婴和治疗中有所谓植入前遗传学诊断技术，也就是先对胚胎进行遗传物质方面的"体检"，挑选检测合格的胚胎放回妈妈的子宫。也就是俗称的第三代试管婴儿。顾名思义，这项技术最主要的目的，就是检查胚胎的遗传物质（例如染色体、基因等）是否正常，或者是否

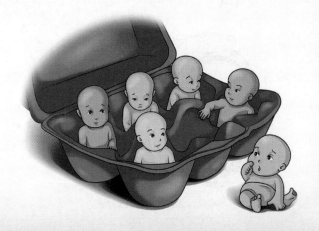

携带一些遗传疾病。主要用于夫妻双方携带染色体或者基因病，可能遗传给后代并导致不良后果的患者，避免了遗传疾病的传播和给遗传疾病家庭带来的巨大痛苦。

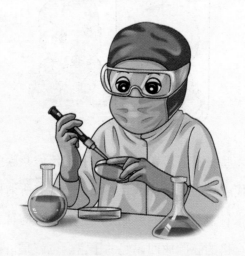

需要强调的是，这项技术目前只用于遗传疾病方面的筛选，媒体宣传中不断热捧的可以根据父母的要求订制身高、体重、智商、爱好等的"订制宝宝"，以及严格挑选、去除

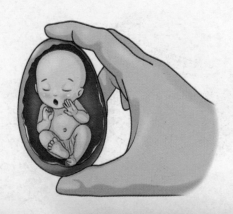

一切问题风险的"完美宝宝"等，都没有应用于临床实践。因为针对胚胎遗传物质的筛查需要对胚胎进行操作，还是可能有一定的潜在风险，所以目前只针对有遗传病家族史的夫妻，或者染色体等遗传物质异常高风险的夫妻。

试管婴儿失败后，多久可以再尝试一次呢？

许多患者在试管婴儿治疗失败后，由于盼子心切，都急于再接着尝试，其实有时候并不合适。那么，多久再开始下一次助孕治疗合适呢？

多久可开始下一次助孕治疗要取决于接受治疗的类型。

如果是新鲜周期治疗，那么由于经过了促排卵治疗及取卵手术，身体的性激素水平远远高于生理周期，取卵手术对身体也有一定创伤，建议休息2~3个月，让身体充分休息，

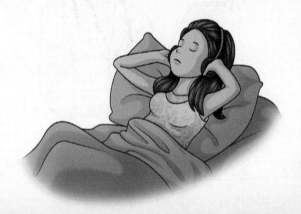

183

再接受下一周期治疗。特别是对于精神比较紧张、心情焦虑的患者，建议充分休息、调整身心状态，再开始下一次手术治疗。

如果是解冻周期，对生理环境影响较小，那么恢复月经周期后就可以再次接受助孕治疗。

对于年龄大、卵巢功能减退的患者，可能在新鲜周期治疗中选用了微刺激等治疗方式，用药量小，对身体刺激小，这种情况下，即使是新鲜周期治疗后，也可以在恢复月经后就开始下一次治疗。

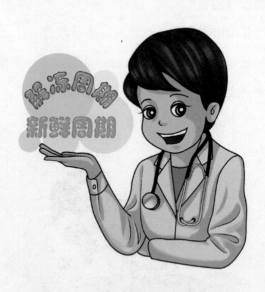

通常，在确定助孕治疗没有怀孕后，医生会建议下次再开始治疗的时间。还是要听从医生的建议。

经过助孕治疗怀孕的患者以后还可能自然怀孕吗？

患者经过助孕治疗怀孕后当然有可能再自然怀孕

随着我国二孩的开放，许多夫妻都想再生一个宝宝，也很担心，如果诊断了"不孕症"，并经过助孕治疗怀孕了，还可能自然怀孕么？

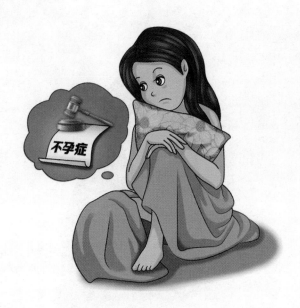

实际上，按照不孕症的诊断标准，在一年内没有自然怀孕，就诊断不孕症。很多情况下，诊断了不孕症的夫妻只是暂时生育力下降，而不是绝对不孕。例如一些男性精子质量

185

下降，一些女性排卵障碍、输卵管阻塞等情况可能随着日后的生活习惯改变、身心放松等发生改变，恢复正常的生育力，当然也就有可能自然怀孕。而且在实际生活中，这种情况并不罕见。所以接受了试管婴儿治疗的夫妇，在之后的生活中也可能自然怀孕。

但如果是双侧输卵管切除或者男性无精症等情况，可能就没有自然怀孕的机会，如果再要宝宝，就需要再次接受助孕治疗。

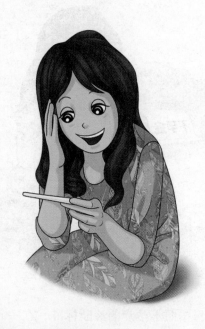

自然妊娠的孕周推算及试管婴儿成功后的孕周计算

孕周是用来计算怀孕天数的，怀孕时间通常以"周"为单位，因此又称为"孕周"。

我们都知道，怀孕是女性排卵后，卵子与精子在母亲的输卵管里相遇、受精、形成胚胎，再回到母亲的宫腔内继续生长、发育。虽然怀孕是排卵后才发生的，但在计算孕周的时候，是从当月的月经第一天算起的（也就是末次月经），在月经周期规律的女性中，当月的月经第一天也就是排卵前

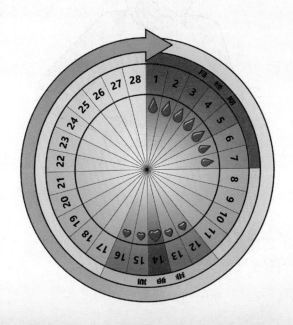

2周左右，所以孕周与实际的怀孕时间并不一致。用这一方法主要是方便计算，但对于月经周期不规律的女性，排卵的时间并不一定是来月经前的2周左右，所以这种方法就不一定准确了，还需要根据发现怀孕的时间、出现早孕反应的时间、感觉到宝宝胎动的时间以及超声检查等综合判断。

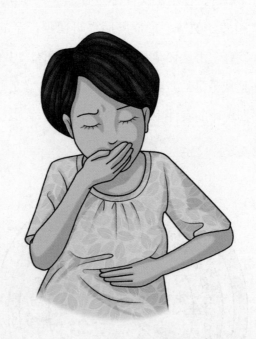

　　月经周期规律的女性（28～30天），孕周的计算方法是从末次月经的第一天算起，足月妊娠也就是大约280天（40周左右），在预产期的前两周或后两周内分娩，均属于正常

情况。预产期的计算方法为：末次月经的月数加 9（或减 3），天数加 7。例如，末次月经是 2015 年 5 月 1 日，则预产期就在 2016 年 2 月 8 日。

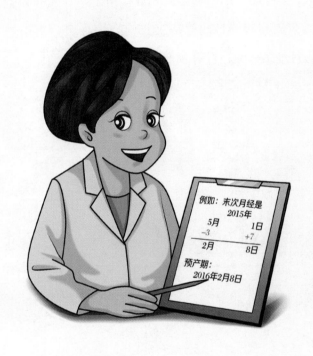

接受试管婴儿治疗的准妈妈们，由于需要将卵母细胞及精子取出体外结合，形成胚胎后再移植回准妈妈的宫腔。因此，她们能够准确地知道"排卵、怀孕"的时间，也就是取卵、移植的时间。但前面我们提到，孕周是通过月经日期推算的，她们促排卵的时间并不一定是 2 周，所以，在计算孕周的时候，就需要在"移植日"的基础上减去 17 天（移植第

3 天的胚胎）或者 19 天（移植第 5 天的胚胎，也就是囊胚），
这段时间就是自然怀孕女性卵泡生长、排卵、受精的时间，
得到的日期就相当于末次月经的第一天，也就是计算孕周的
第一天。例如，2015 年 5 月 18 日移植了第 3 天的胚胎，那
么计算孕周的起始日期就是 2015 年 5 月 1 日，再用这一日
期作为月经第一天，计算预产期（方法同前）。

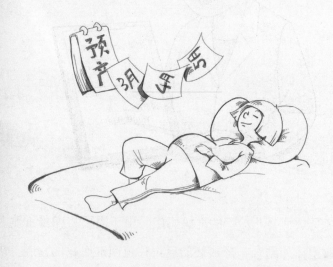

第四篇

治疗失败怎么办

辅助生殖技术的成功率及影响因素

人工授精技术

前文已经提到，所谓人工授精，是指采用非性交的方式将男方精子注入女性生殖道中使女方受孕的一种助孕方式。是比较贴近自然的助孕方式，因此，成功率与自然怀孕相近，每周期成功率为 10%~20%。

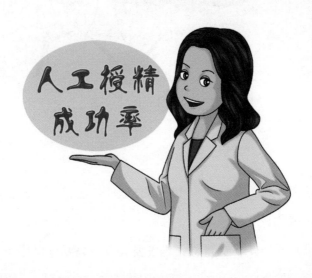

　　人工授精想要成功，必须要有好种子，也就是有成熟的卵母细胞以及足够多经过"优选"的精子。还需要精子、卵母细胞能够相遇的"鹊桥"，也就是通畅的输卵管。最后，还需要肥沃的"土地"，也就是子宫内膜。三者缺一不可。因此，患者必须要满足上述三个条件，也即适合接受人工授精技术助孕，再选择这个技术，成功率才会高一些。

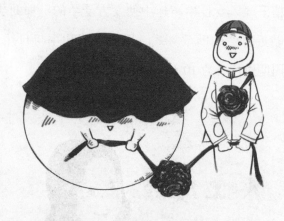

　　其次，人工授精创伤小，价格低廉，更接近自然怀孕的过程，因此，它的成功率也和自然怀孕差不多。所以，一个周期没有成功并不要着急，也不要气馁。只要符合接受人工授精助孕的条件，我们一般建议尝试3~6个周期，如果不怀孕，再选择其他方式，例如手术检查或者试管婴儿助孕。

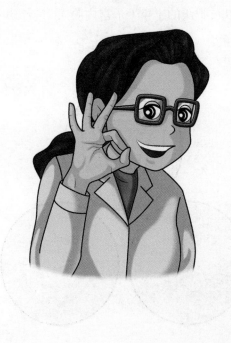

试管婴儿技术

我们已经讲过，体外受精-胚胎移植（IVF-ET）技术就是我们俗称的"试管婴儿"，是目前最常用的辅助生殖技术之一。试管婴儿技术，就是通过促排卵以及取卵术，从女性体内得到数个成熟的卵母细胞，同时，男性通过手淫或手术的方法将精子取出体外。精子与卵母细胞在体外结合后，形成胚胎，再送回准妈妈们的子宫里。试管婴儿技术解决了由于各种原因导致的精子和卵母细胞不能结合的问题，虽然不再需要"鹊桥"——输卵管，但还是需要成熟的卵母细胞、优质的精子以及肥沃的土壤（子宫内膜），三者缺一不可。

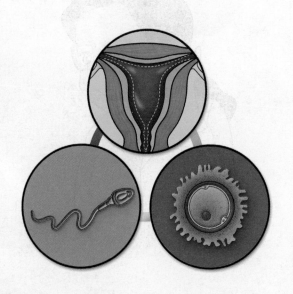

目前，试管婴儿技术治疗平均成功率约为40%。但是，女性生育力从35岁后开始明显下降，40岁后更是显著降低，主要就体现在卵母细胞的质量和数量上，相应试管婴儿的成功率也会大受影响。没有健康的种子，又何谈发芽呢？所以，一些高龄、卵巢功能减退的患者，成功率可能只有10%左右，甚至5%。而对于一些年轻、卵巢功能比较好、"土壤"也很肥沃的女性，成功率可能会有60%～70%。

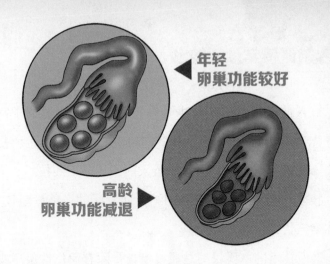

年轻
卵巢功能较好

高龄
卵巢功能减退

　　试管婴儿的成功率受很多因素的影响，最主要的是种子和土地，但还有一些精神、心理因素，也对怀孕有很大影响，尤其是过度紧张、焦虑。因此，在试管婴儿治疗的过程中，一定要放松心情，好好休息，万万不能过度焦虑、紧张，可能影响成功率。

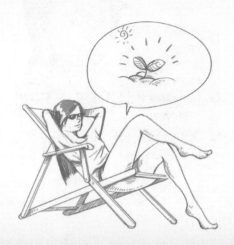

植入前遗传学诊断技术

植入前遗传学诊断技术是在将胚胎放回妈妈的子宫之前，先对它进行"体检"，检查它的遗传学物质，也就是染色体、基因等，是否有异常。植入前遗传学诊断技术是辅助生育技术与分子生物学技术相结合而发展的产前诊断技术，俗称第三代试管婴儿。

这项技术的主要目的是通过检查排除有遗传性疾病或其隐患的胚胎，选出健康的胚胎送入子宫，主要针对有染色体异常或者存在一些遗传疾病的夫妻，通过植入前遗传学诊

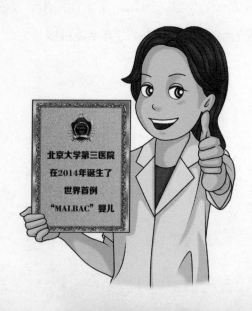

断，挑选出最适宜送回妈妈子宫的胚胎，对于阻断遗传病的传播、降低出生缺陷的发生都有重大意义。随着科学技术的发展、基因芯片技术的广泛应用，这项技术能够诊断的疾病越来越多，准确性越来越高，对胚胎可能造成的损伤也越来越小。北京大学第三医院在 2014 年诞生了世界首例"MALBAC"婴儿，实现了植入前遗传学诊断技术的巨大飞跃，给千千万万存在遗传疾病痛苦的家庭带来了福音。

植入前遗传学诊断技术是试管婴儿技术的衍生技术，其是否能够成功，首先还是要取决于种子，即是否有足够的、优质的卵母细胞与精子，这与行试管婴儿技术助孕的人群是相同的。进行胚胎的遗传学诊断，要有高质量的胚胎才能进

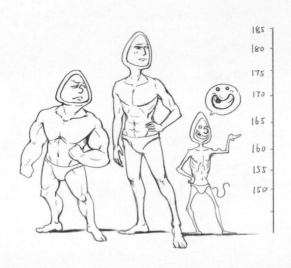

行检测，才能挑选适合送回妈妈子宫的胚胎。这就与胚胎质量、患者本身遗传疾病的特性有关了，需要根据具体情况来判断。

没怀上怎么办

人工授精技术

前文已经提到，人工授精技术是贴近自然怀孕的一种辅助生育技术，其成功率与自然怀孕相似，每周期成功率为10%～20%。所以，即使一次没有怀上，也不要着急。

需要强调的是，人工授精技术最核心的步骤就是将男性通过手淫法取出的精液进行优选，再注入女性的生殖道。精

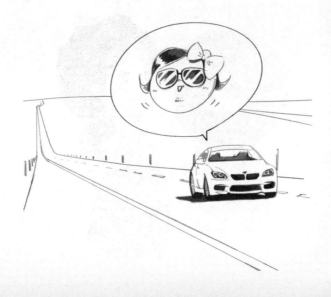

子和卵母细胞相遇的过程还是在女性的输卵管中完成的。优质的种子（卵母细胞、足够数量的优质精子）、通畅的道路（通畅、功能正常的输卵管）以及"肥沃的土壤"（子宫内膜）三者缺一不可，任何一个条件没有满足，或者胚胎没有在适当的时机种植到土壤里，都可能导致治疗的失败。因此，一次治疗成功千万不要着急，也不要灰心丧气，一般建议治疗3～6个周期再考虑选用其他方法。

还需要注意的是，人工授精技术的成功，必须要有精子和卵母细胞能够相遇的通畅的道路，也就是通畅的输卵管。目前最常用的检查输卵管的方法是输卵管碘油造影或者超声造影，这两种方法准确性有限，最准确的是腹腔镜下的输

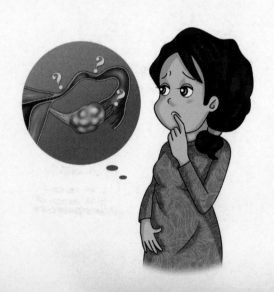

卵管通液检查，不仅可以准确判断输卵管的通畅性，还可以观察外观、与周围有无粘连或者有无其他疾病。所以，如果3个周期人工授精均未怀孕，怀疑输卵管可能存在问题时，可以通过腹腔镜检查明确输卵管的情况，再决定是否继续选用人工授精技术助孕。

如果男方精液质量出现下降，无法获得足够的优质精子，则不宜继续尝试人工授精技术。

所以，只要方法选择得当，不要急于求成，放松心态，就有希望如愿怀孕。

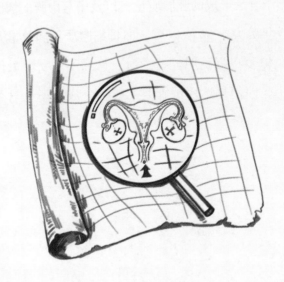

试管婴儿技术

前文已经提到，试管婴儿的平均成功率（也就是怀上宝宝的概率）约为 40%。即使是年轻、条件好、成功率较高的夫妻，每周期的成功率大约为 60% ~ 70%，也远远达不到 100%。虽然试管婴儿技术最终将胚胎放入了妈妈的宫腔里，但种子与土壤的相互作用也非常重要，不是所有种好的种子都能生根发芽，茁壮成长。而且，试管婴儿的成功率还受到许多因素影响，包括卵母细胞的质量、精子的质量，精子和卵母细胞结合后形成的胚胎质量，以及子宫内膜的情况。尤其是女性年龄大于 35 岁以后，卵母细胞质量和数量开始显著下降，40 岁以后更明显，这时，已经不是女性最佳的生育年龄了，即使是选用试管婴儿技术，成功率也只有 10% 左右。

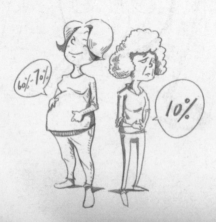

助孕治疗不能一蹴而就，试管婴儿技术也不可能保证一次就成功怀孕。因此，在治疗期间千万不要有太大的压力，焦虑的情绪会影响成功率。

如果移植后没能怀孕，在下次移植前，医生会帮助你寻找有没有可能影响怀孕的因素，例如输卵管积水、宫腔内的异常疾病等。即使没有特别的原因，也不要着急。目前的医学还没有完全了解胚胎种植、发育的全过程，因此，一次不成功千万不要太灰心。如果三次移植优质的胚胎都没能怀孕，就考虑诊断为"反复着床失败"，提示种子与土壤间的相互作用可能存在一些问题，需要进行一些相关的化验、检查。

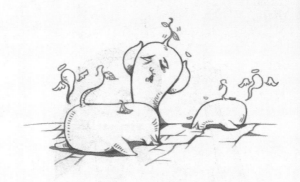

植入前遗传学诊断技术

　　植入前遗传学诊断技术是试管婴儿技术的衍生技术，最主要的目的是筛查有遗传性疾病或其隐患的胚胎，选出健康的胚胎送入子宫，主要针对有染色体异常或者存在一些遗传疾病的夫妻。这项技术与传统的试管婴儿技术的差别就在于多出了一步"筛选"的程序。因此，是否能够成功怀孕还取决于是否有能够通过筛选的高质量的胚胎。夫妻双方的精子、卵母细胞情况的，还有本身遗传疾病的特性，综合决定了是否能有合适的胚胎供移植。不过，一旦有了适合移植的胚胎，成功率就与其他试管婴儿技术助孕的患者相似了，由于经过了"体检"，成功率甚至还略高于平均水平。

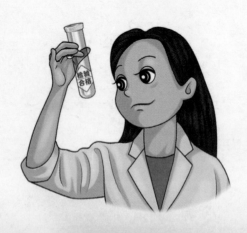

流产了怎么办

胚胎停育

所谓胚胎停育，顾名思义，也就是胚胎停止了发育。胚胎就像种子，子宫内膜就像土壤，不是所有的种子都能够苗壮成长，同样，也不是所有的胚胎都能健康生长，所谓胚胎停育，也就是在怀孕的早期，胚胎就停止发育了。可能没能"发芽"，也就是超声只看到宫腔内的胎囊，而没有见到胎芽。也可能是"夭折"，就是超声看到了胎芽，但是没有见到胎

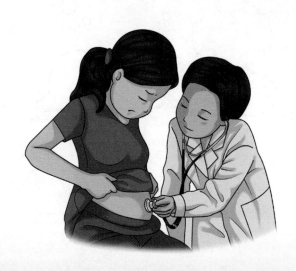

心搏动，或者曾经有过胎心搏动。这些情况都称为"胚胎停育"。既然胚胎停止发育，怀孕就不可能再继续了。

那么，胚胎为什么会停止发育呢？可能的原因包括种子本身的问题，还有土壤、环境的问题。

最常见的原因是胚胎自身的遗传物质，也就是染色体，有巨大问题，导致无法继续生长。这也是一个"自然选择"的过程，所谓优胜劣汰，不好的种子自然不能发芽，不够健康的胚胎，自然就不能生长，无论哪种保胎药或者保胎方法，都不可能起到帮助它生长的作用。

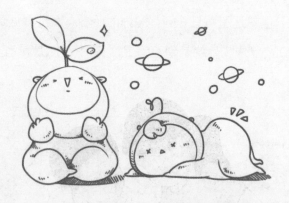

还有一些可能导致胚胎停育的因素，包括一些内分泌系统的疾病，例如甲状腺功能异常；环境或个人接触的有毒有害物质，例如现在常出现的雾霾天儿；子宫腔或者内膜的疾

病，土地不够肥沃，种子自然不容易发芽，也能导致胚胎停育的发生；还有一些自身免疫系统的疾病、生殖道的感染、紧张焦虑的情绪等，都可能影响胚胎的生长发育。

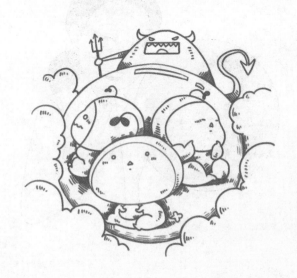

一部分患者在发生胚胎停育后会出现腹痛、阴道流产等，最终发生自然流产。而即使没有任何症状，由于怀孕不可能再继续了，也需要行人工流产终止妊娠。

如果第一次发生胚胎停育，绝大多数是种子本身的问题，很多人第二次再怀孕就非常顺利了。如果反复发生胚胎停育，2次或以上，就称为"复发性流产"，则需要进行进一步的化验和检查，包括夫妻双方的染色体检查、通过宫腔镜检查宫腔及内膜的情况，以及一些自身免疫性疾病的筛查等，以寻找原因。

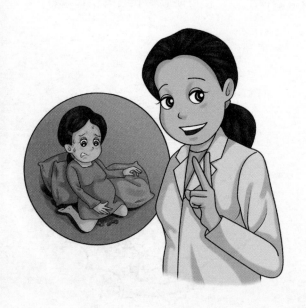

但并不是所有的胚胎停育都能找到原因，患者还是需要放松心情，积极配合治疗。

自然流产

所谓自然流产，也就是自然状态下（非人为目的造成）发生的流产。在所有临床确认的怀孕中，自然流产的发生率为 10%～15%。按发生时间的不同可以分为早期流产和晚期流产：发生在怀孕 12 周以前的流产定义为早期流产，怀孕 12 周至不足 28 周的流产定义为晚期流产。

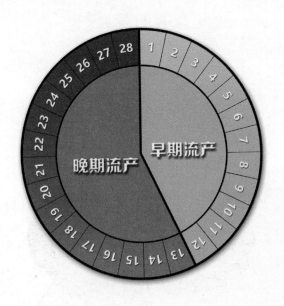

流产中，80% 以上发生在早孕期，也就是怀孕 12 周以内，至少 50% 以上早期流产是由胚胎染色体异常所致，也包括我们前面提到的胚胎停育。自然流产风险随产次、父母年龄增加而升高，尤其是母亲的年龄。

通常所说的自然流产，一般是指早期自然流产，其原因与胚胎停育相似，最常见的原因也是胚胎染色体异常。另外，还有一些母体因素会导致自然流产，包括子宫腔及内膜因素、内分泌、免疫、心理和环境因素等。

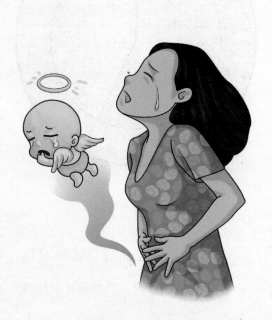

　　我们前面提过，先兆流产如果进一步发展，就发展成为自然流产。大多会有阴道出血和腹痛，可以先后出现，也可能同时出现。阴道出血量通常大于月经量，伴有阵发性的腹痛。此时需要及时到医院就诊，并且要特别注意是否有组织物从阴道内排出，如果有，要带到医院，以便医生检查、判断。

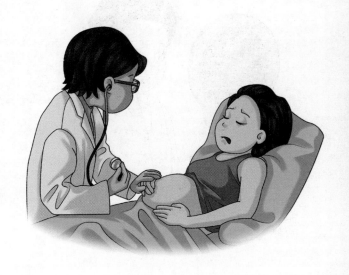

如果怀孕的产物完全排出，就成为完全流产，此时阴道出血会逐渐减少，子宫也会逐渐恢复。如果怀孕的产物未能完全排出，就成为不全流产，这种情况下会导致子宫无法恢复，阴道出血多，甚至危及生命，需要手术清除宫腔内的妊娠组织。

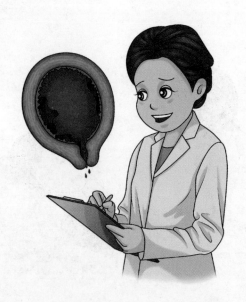

流产后需要注意口服抗生素预防感染，1个月避免同房或盆浴，注意休息、饮食、保暖等，以利于身体恢复。建议流产后3~6个月再考虑再次怀孕。如果反复发生自然流产，发生2次或以上，就称为"复发性流产"，则需要进行进一步的化验、检查，包括夫妻双方的染色体检查、通过宫腔镜检查宫腔及内膜的情况，以及一些自身免疫性疾病的筛查等，以寻找原因。

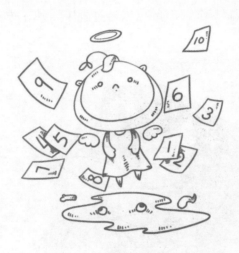

晚期自然流产

晚期自然流产，也就是发生在怀孕 12 周后的自然流产，大多是由于母体因素导致的，通常简称为晚期流产。

与自然流产不同，晚期流产可能没有任何预兆，突然发生阴道流液，随后发生流产，这种情况通常是由于"宫颈功能不全"导致的。怀孕期间，子宫不断增大，宫颈就像一个

"系紧的口袋"，以保证胎儿能够在子宫内健康地生长、发育。而宫颈功能不全，就像袋口松了，随着胎儿一天天长大，由于重力的作用，袋口越来越短、越来越松，最终，导致了流产的发生。这种情况下，大多是在产检的过程中发现了宫颈缩短甚至宫口扩张。有的可以通过卧床休息好转；有的需要

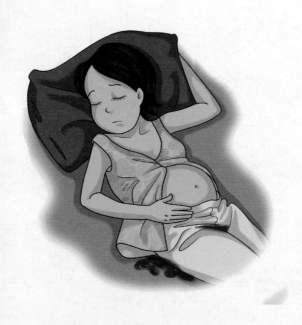

手术治疗，也就是"宫颈环扎"，人为地把袋口"扎紧"；但也有的已经失去了挽救的机会，就发生了流产，在下次怀孕时，可预先行"宫颈环扎"，预防这种情况的发生。

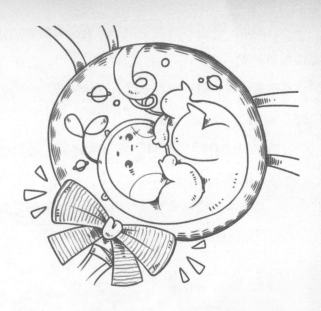

　　另外，还有些晚期流产也可能出现阵发的腹痛、阴道流血，或者突然发生的胎死宫内。有些可能是由于外界的刺激，例如外伤、情绪激动等；有些可能是由于子宫异常，例

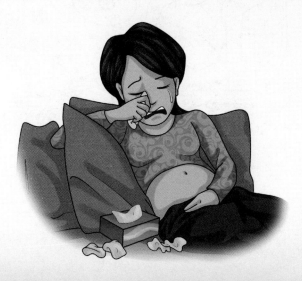

如一些子宫畸形；还有些可能是由于感染导致的，具体原因需要根据具体情况来判断，并选择治疗方式。治疗后好转的，也就转危为安；另外一些不适合保胎治疗或者失去保胎治疗机会的患者，就会发生流产。

准妈妈们要注意怀孕期间保持心情舒畅，避免过度紧张、劳累或者情绪激动，注意饮食卫生，避免食用生冷、辛辣的食物，同时一定要规律地进行产前检查，如感觉有任何异常应及时到医院就诊，以免错过最佳的治疗时机。

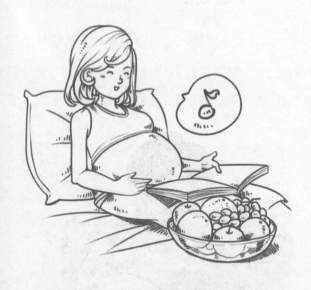